Genußvoll essen bei Diabetes

Sven-David Müller / Christiane Pfeuffer

Genußvoll essen bei Diabetes

Mit BE- und Kalorienangabe pro Rezept, pro Portion, pro Beilage
Broteinheiten und Kalorien nicht mehr zählen!

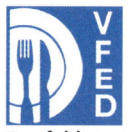

**Empfohlen vom Verein
zur Förderung der gesunden
Ernährung und Diätetik
(VFED) e.V., Aachen**

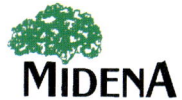

Die Autoren
Sven-David Müller ist als Diätassistent und Diabetesberater
1. Vorsitzender des Vereins zur Förderung der gesunden
Ernährung und Diätetik (VFED) e.V. in Aachen.
Christiane Pfeuffer ist Diätassistentin und Hauswirtschafterin in Wiesbaden.

Die Deutsche Bibliothek – CIP-Einheitsaufnahme

Müller, Sven-David:
Genußvoll essen bei Diabetes : mit BE- und Kalorienangabe pro Rezept,
pro Portion, pro Beilage ; Broteinheiten und Kalorien nicht mehr zählen! /
Sven-David Müller/Christiane Pfeuffer. – Augsburg :
Midena, 1998
        ISBN 3-310-00452-X

Midena Verlag, Augsburg
© 1998 Weltbild Verlag GmbH, Augsburg
Alle Rechte vorbehalten
Produktion: Hampp Verlag, Stuttgart
Satz: pws Print und Werbeservice Stuttgart GmbH
Umschlaggestaltung: Steinkämper und Lohmann, Wörthsee
Umschlagbild: StockFood, München
Layout: Cornelia Osterbrauck, München; Marion Kraus, Augsburg
Lektorat: Yvonne Georgi, Langenau
Druck und Bindung: Offizin Andersen Nexö, Leipzig –
ein Betrieb der INTERDRUCK Graphischer Großbetrieb GmbH

Printed in Germany
ISBN 3-310-00452-X

Gedruckt auf elementar chlorfrei gebleichtem Papier

Inhalt

Vorwort

Seit Jahrhunderten spielt die Ernährung eine zentrale Rolle bei der Behandlung von Krankheiten. Die Ernährungsvorschriften unterlagen jedoch nach herrschender Lehrmeinung einem stetigen Wandel. Nicht anders verhielt es sich in der Diabetologie. Noch vor wenigen Jahren war man der Auffassung, daß der Diabetiker seine Ernährung minutiös nach fixierten Diätplänen zu gestalten hat. Solche rigiden Vorschriften haben dazu geführt, daß heute immer noch viele Menschen glauben, nach der Diagnose »Zuckerkrankheit« sei die Freude am Essen von nun an für immer vorbei.

Erfreulicherweise stehen dem heutzutage aktuelle Empfehlungen einer Ernährung gegenüber, welche für Diabetiker und für die Allgemeinbevölkerung nahezu identisch sind. Mit ihren »30 Tips für Diabetiker« präsentieren die Autoren ein gelungenes Konzept dafür, wie eine moderne Ernährungsphilosophie in die Praxis umgesetzt werden kann.

Prof. Dr. med. Hubertus Wietholtz,
Direktor der Medizinischen Klinik II
(Gastroenterologie und Stoffwechselkrankheiten)
am Klinikum Darmstadt

Liebe Leser!

Die diabetesgerechte Ernährung ist eine optimal zusammengesetzte Er-
nährungsweise, die allen Anforderungen der modernen Ernährungswissen-
schaft entspricht. Auch wenn sich dieses Kochbuch speziell an Diabetiker
richtet, eignen sich diese schmackhaften, gesunden Rezepte für jedermann.
In Deutschland leben momentan ungefähr 5 Millionen Diabetiker. Damit ist
Diabetes mellitus, wie die Zuckerkrankheit von Medizinern genannt wird,
eine Volkskrankheit. Das wichtigste Symptom des Diabetes mellitus ist
der erhöhte Blutzuckerspiegel. Der Diabetes mellitus wird in zwei Gruppen,
Typ I und Typ II, eingeteilt. Die Ernährung eines Typ II Diabetikers unterscheidet sich von der eines Typ I Diabetikers. Während übergewichtige
Typ II Diabetiker die Kalorien berechnen müssen, stellt für Typ I Diabetiker
die BE-Berechnung den wichtigsten Bestandteil der Ernährungstherapie dar.

Das vorliegende Kochbuch richtet sich mit seinen Rezepten gleicher-
maßen an Typ I und Typ II Diabetiker. Alle Rezepte sind für beide
Diabetesformen geeignet, da sie zuckerfrei, relativ fettarm sowie kohlen-
hydrat- und kalorienberechnet sind. Die Rezepte sind ballaststoffreich
und enthalten viele lebensnotwendige Vitamine und Mineralstoffe.

Ziel der Diabetestherapie ist es, eine nahezu normale Lebensqualität für
alle Diabetiker zu erreichen und Folgeerkrankungen der chronischen
Stoffwechselstörung vorzubeugen. Hierfür sollte jeder Diabetiker an einer
Diabetikerschulung teilnehmen. Wir wünschen Ihnen viel Spaß beim
Lesen unserer Rezepte, beim Nachkochen und beim Essen.

*Wir danken Martin Gorny (Diätassistent am Klinikum Darmstadt)
und Ulla Düll (Diätassistentin) für die Unterstützung bei der Erstellung
dieses Kochbuches.*

**Widmen möchten wir dieses Buch Herrn Professor Dr. Michael
Berger (Diabetologe an der Universitätsklink Düsseldorf).**

Sven-David Müller und Christiane Pfeuffer

Einführung

Von Diabetes mellitus – der Zuckerkrankheit – sind weltweit Millionen von Menschen betroffen. Und die Zahlen steigen ständig. So geht die Weltgesundheitsorganisation WHO davon aus, daß sich die Zahl der Diabetiker in den nächsten fünfzehn Jahren sogar noch verdoppeln wird.

Wie kommt es zu Diabetes mellitus?
Diabetes mellitus ist eine chronische Stoffwechselerkrankung. Dies bedeutet, daß die Erkrankung nicht heilbar ist. Unter Stoffwechsel verstehen Wissenschaftler die Prozesse, die zur Energiebereitstellung und Versorgung der Körperzellen mit Kohlenhydraten, Eiweiß sowie Fetten ablaufen.

Die Krankheitsbezeichnung Diabetes mellitus hat ihren Wortstamm im Griechischen und Lateinischen und heißt wörtlich übersetzt »honigsüßer Hindurchfluß«. Bereits in ägyptischer Zeit wird von einer Krankheit mit übermäßigem, süßem Harnfluß gesprochen. Das Papyrus Ebers von 1500 v. Chr. enthielt bereits die ersten Therapievorschläge für diese Erkrankung.

Der zu hohe Blutzucker ist das Symptom aller Diabetiker. Der Blutzucker ist die Energiequelle der Körperzellen. Der Blutzucker entsteht, wenn Lebensmittel verdaut werden, die Kohlenhydrate enthalten. Das sind beispielsweise Zucker, Brot, Obst oder Kartoffeln. Zum Transport des Blutzuckers an seinen Bestimmungsort, alle Körperzellen, ist das Hormon Insulin notwendig.

Die Bildung des Insulins findet in den Langerhansschen Inselzellen der Bauchspeicheldrüse statt. Die Bauchspeicheldrüse gibt das Insulin an das Blut ab. Insulin schließt die Wand der Körperzellen für den Blutzuckereinstrom auf. Nur mit Insulin kann der Blutzucker in die Zellen gelangen und diese mit Energie versorgen.
Deswegen hat jeder Mensch Blutzucker. Bei Diabetikern ist dieser nur in höherer Konzentration vorhanden.

Normalwerte des Blutzuckerspiegels bei Gesunden

Nüchtern   50 bis 100 mg/dl
Nach Kohlenhydrataufnahme   bis 120 mg/dl

Der Blutzuckerwert wird in Milligramm (mg) pro 100 Milliliter (dl) bestimmt. Ein Blutzuckerwert von 100 mg/dl bedeutet für einen Erwachsenen, der circa 6 Liter Blut hat, daß dieses rund 6 Gramm Zucker enthält.

Die beiden Hauptformen des Diabetes

Der Typ I Diabetes ist eher selten. Die Patienten erkranken zumeist im Kindes- oder Jugendalter. Die Krankheit wird rasch festgestellt, da die Patienten stark abnehmen, großen Durst haben, häufig auf die Toilette

Formen des Diabetes mellitus

	Typ I	Typ II
Alter zum Zeitpunkt des Ausbruchs der Erkrankung	jugendlich	meist über 45 Jahre
Gewicht	schlank	übergewichtig
Vererbung	selten	häufig
Häufigkeit	selten (5 %)	häufig (95 %)
Therapie	Insulin und diabetes-gerechte Kost	Gewichtsabnahme und verstärkte Aktivität
Kostform	BE-berechnet	fettarm, kalorien-berechnet
Selbstkontrolle und Schulung	erforderlich	erforderlich

müssen und extrem hohe Blutzuckerwerte haben. Darüber hinaus ist auch ihr Allgemeinzustand schlecht.

Die Ursache des Typ I Diabetes ist in der Regel eine Virusinfektion. Die Therapie besteht im Ausgleich des Insulinmangels. Bei Typ I Diabetikern ist die Bauchspeicheldrüse nicht mehr in der Lage, Insulin zu produzieren, da durch die Virusinfektion die dafür nötigen Zellen zerstört weurden. Dadurch kann der Blutzucker nicht mehr verwertet werden, der Blutzuckerwert steigt sehr deutlich an, und der Körper versucht über den Abbau von Körpermasse den Energiebedarf zu decken. Eine lebenslange Insulintherapie ist unbedingt notwendig. Typ I Diabetiker müssen immer Insulin spritzen.

Ziel der Diabetestherapie ist ein normales Leben durch eine gute Blutzuckereinstellung. Um dies zu erreichen, ist es erforderlich, daß sich Insulindosis und Kohlenhydratzufuhr die Waage halten. Diabetiker berechnen die tägliche Kohlenhydratzufuhr nach Berechnungs- oder Broteinheiten (BE).

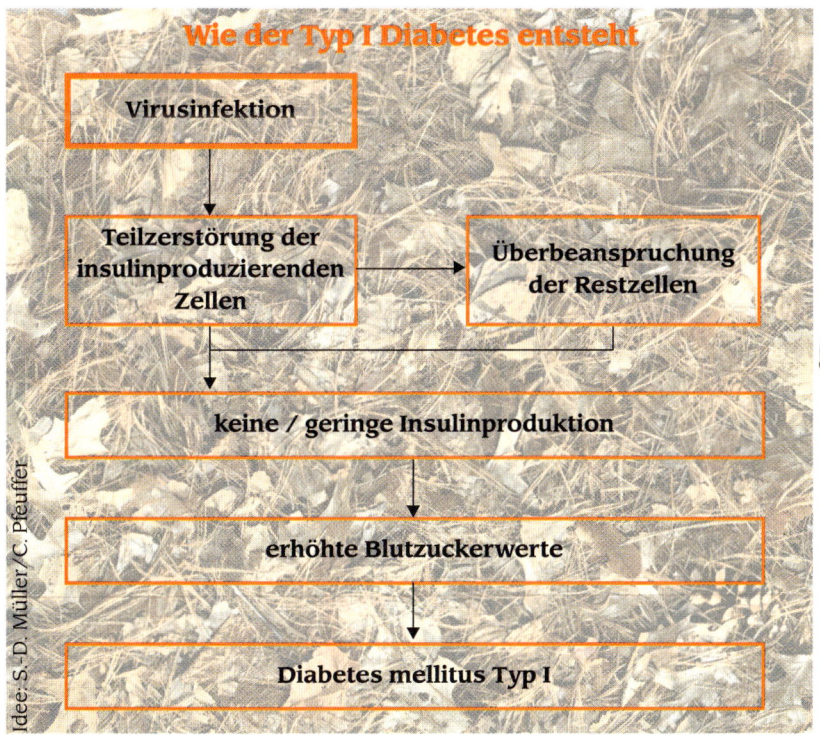

Der Typ I Diabetes entsteht meist durch eine Virusinfektion im Kindesalter. Der Körper vernichtet die Viren und fälschlicherweise auch die insulinproduzierenden Zellen der Bauchspeicheldrüse.

Der Typ II Diabetes ist extrem häufig. Die Patienten erkranken zumeist als Senioren (Alter über 60 Jahre). Die Krankheit wird oft zufällig festgestellt, da die nur leicht erhöhten Blutzuckerwerte kaum bemerkt werden. Diabetes mellitus Typ II entsteht durch Fehl- und Überernährung, Bewegungsmangel und erbliche Vorbelastung hervorgerufenes Übergewicht. Da übergewichtige Diabetiker nahezu immer ausreichend oder sogar zuviel Insulin produzieren, das durch das Übergewicht nicht richtig wirken kann, ist eine moderate Gewichtsabnahme der Therapiemittelpunkt. Durch die Gewichtsabnahme wirkt das Insulin wieder besser und die Blutzuckerwerte normalisieren sich. Um das zu erreichen ist es erforderlich, die Kalorienzufuhr einzuschränken. Typ II Diabetiker müssen Kalorien und nicht Kohlenhydrate oder BEs beachten.

Vererbung und Überernährung stehen am Anfang der Entstehung des Typ II Diabetes. Die Faktoren, die zur Entstehung des Typ II Diabetes beitragen, sind vielschichtig und beeinflussen sich untereinander.

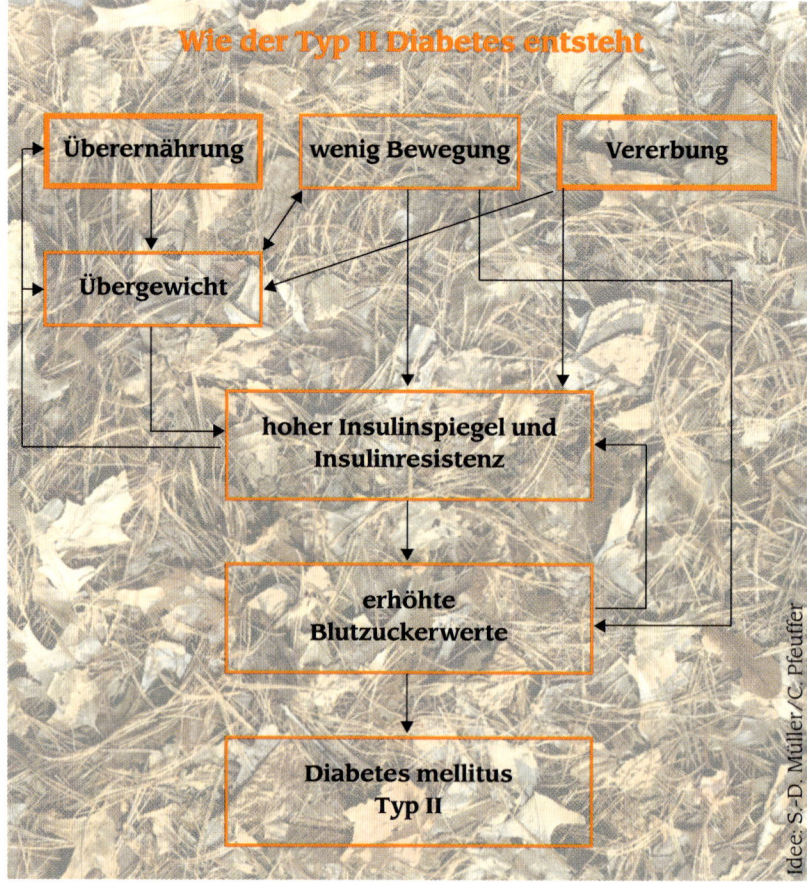

Wie der Typ II Diabetes entsteht

Überernährung

wenig Bewegung

Vererbung

Übergewicht

hoher Insulinspiegel und Insulinresistenz

erhöhte Blutzuckerwerte

Diabetes mellitus Typ II

Idee: S.-D. Müller/C. Pfeuffer

Die Bedeutung des Blutzuckers

Akzeptable Blutzuckerwerte für Diabetiker

	Typ I	Typ II
Nüchtern mg/dl	60 bis 160 mg/dl	100 bis 200 mg/dl
1 Stunde nach Kohlenhydrataufnahme	bis 200 mg/dl	bis 240 mg/dl
2 Stunden nach Kohlenhydrataufnahme	bis 160 mg/dl	bis 180 mg/dl

Eine optimale Einstellung Ihrer Blutzuckerwerte ist nur möglich, wenn Sie regelmäßig selbst Ihren Blut- und/oder Harnzuckerwert überprüfen und in einem speziellen Tagebuch protokollieren. Weiterhin erfordert die chronische Erkrankung eine ausführliche Diabetikerschulung in einem Diabeteszentrum.

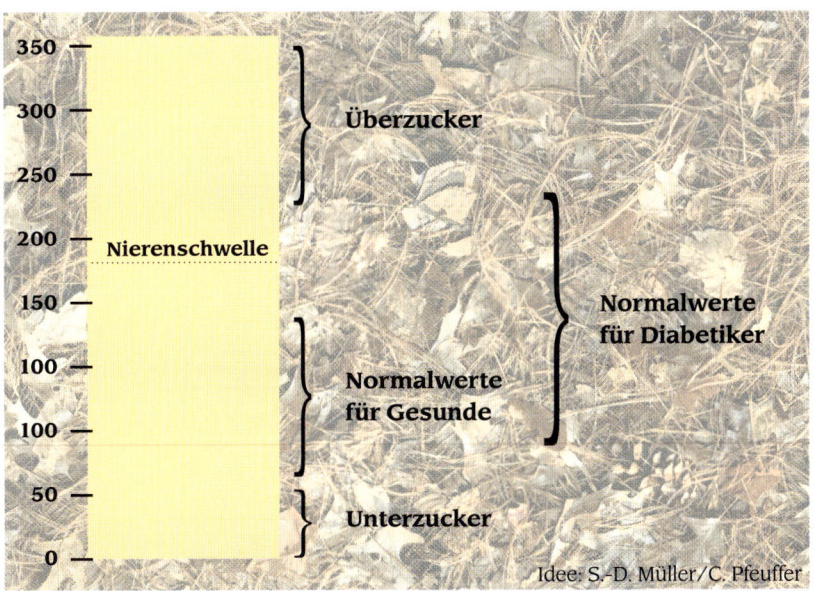

Idee: S.-D. Müller/C. Pfeuffer

Der optimale Blutzuckerbereich für Diabetiker muß individuell festgelegt werden. Sind Sie Typ II Diabetiker, sollten Sie Unterzuckerungen und Blutzuckerwerte oberhalb 240 mg/dl vermeiden. Als Typ I Diabetiker liegen Sie meist mit 60 bis 180 mg/dl richtig.

Umrechnungstabelle für Ihre Blutzuckerwerte

mg/dl	in	mmol/l	mg/dl	in	mmol/l
40		2,2	180		10,0
50		2,8	200		11,1
60		3,3	220		12,2
70		3,9	240		13,3
80		4,4	260		14,4
90		5,0	280		15,5
100		5,6	300		16,7
120		6,7	350		19,4
140		7,8	400		22,2
160		8,9	450		25,0

mg= milligramm; dl=Deziliter; mmol=Millimol; l=Liter

Als Diabetiker sollten Sie Mitglied einer der Selbsthilfeorganisationen werden, Anschriften finden Sie im Anhang dieses Buches. Selbstkontrolle, Schulung und Therapie gewährleisten Ihnen ein nahezu normales Leben und beugen den gefürchteten Folgekomplikationen des Diabetes mellitus an Blutgefäßen, Augen, Nieren und Nerven vor. Die individuelle diabetesgerechte Kost ist ein weiterer Grundbaustein einer jeden Diabetestherapie.

In speziellen Schulungen lernen Sie auch, sich aus frischen und gesunden Lebensmitteln abwechslungsreiche und vollwertige Gerichte zuzubereiten.

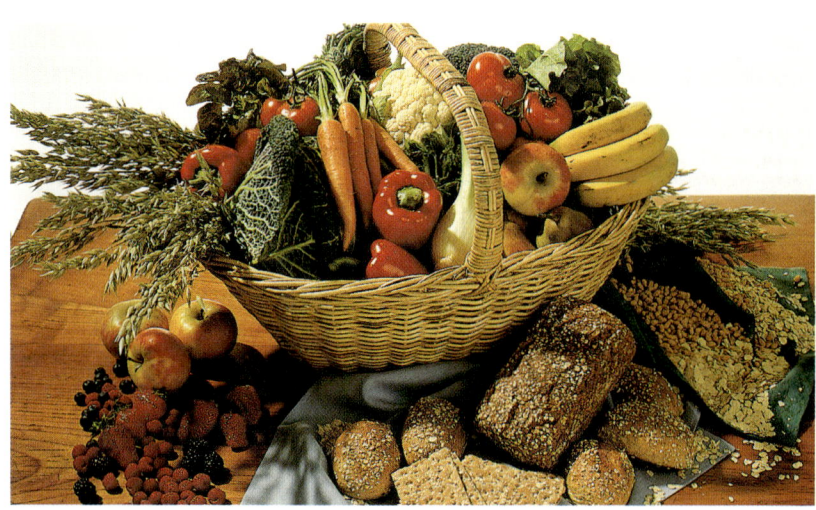

Die richtige Ernährung bei Diabetes mellitus

Die diabetesgerechte Ernährung ist ein wichtiger Therapiebaustein jeder erfolgreichen Diabetesbehandlung. Das gilt für den Typ I wie auch für den Typ II Diabetiker. Der Begriff Diät wird meist mit wenig Essen ohne Genuß gleichgesetzt. Das trifft jedoch für keine Form der diabetesgerechten Ernährung zu. Daher ist der Begriff Diabetesdiät unangebracht. Die Ernährung von Typ I Diabetikern unterscheidet sich grundsätzlich von der eines Typ II Diabetikers. Ansprechpartner in Sachen »diabetesgerechter Ernährung« sind Diabetesberater und Diätassistenten, die in Krankenhäusern und Kurkliniken tätig sind.

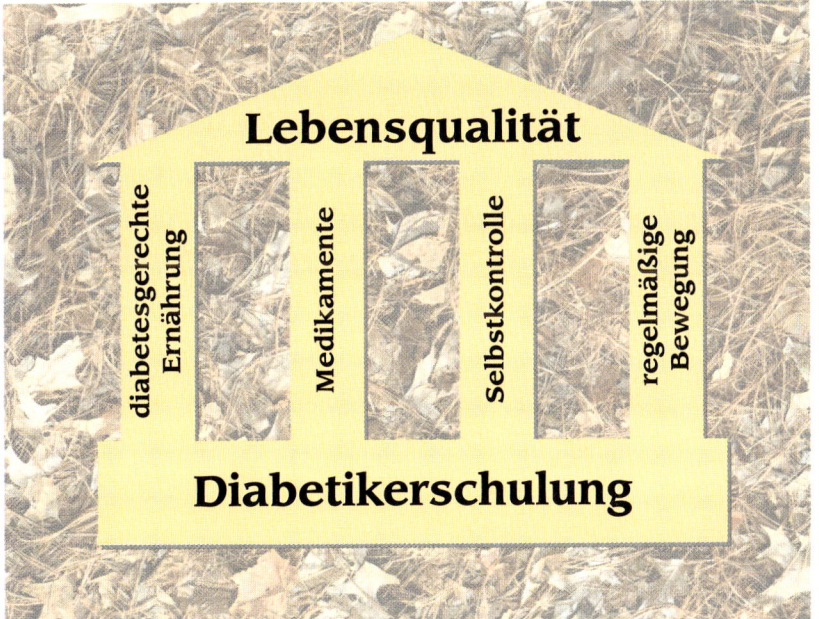

Das Ziel jeder Diabetestherapie ist, zu gewährleisten, daß jeder Diabetiker eine hohe Lebensqualität erreicht, bei der er sich rundum wohlfühlen kann. Die Grundvoraussetzung dafür ist die Diabetikerschulung. Weitere Therapiebausteine sind eine diabetesgerechte Ernährung, Medikamente, Selbstkontrolle und regelmäßige Bewegung.

Das richtige Gewicht

Ein erhöhtes Körpergewicht ist ein Risikofaktor für eine Vielzahl von Erkrankungen. Übergewichtige haben ein extremes Risiko, einen Diabetes mellitus Typ II zu entwickeln. Ein dauerhaft erhöhtes Körpergewicht sorgt für eine schlechte Insulinwirkung und erhöhte Blutzuckerwerte. Das Körpergewicht wird anhand des sogenannten Körper-Massen-Index (Body Mass Index = BMI) bewertet. Dieser berechnet sich aus dem Körpergewicht und der Körpergröße.

BMI = *Körpergewicht in Kilogramm geteilt durch Körpergröße in Metern mal Körpergröße in Metern*

1. Beispiel:
Sie sind 1,80 m groß und wiegen 75 kg. Ihr BMI berechnet sich demnach:
BMI = 75 : (1,80 m)^2 = 23. Ihr BMI von 23 ist normal.

2. Beispiel:
Sie wiegen 79 kg bei einer Größe von 1,64 m.
BMI = 79 : (1,64)^2 = 29.
Damit liegt Ihr BMI im oberen Normbereich. Beim Vorliegen eines Diabetes mellitus sollten Sie Ihr Gewicht um einige Kilogramm (3-10) reduzieren.

Bewertung des BMI

BMI	Beurteilung	Konsequenz
Niedriger BMI unter 18	Ihr Gewicht ist zu niedrig	Gewichtszunahme erforderlich
Normaler BMI 18-25	Ihr Gewicht ist in Ordnung	—
Leicht erhöhter BMI 25-30	Ihr Gewicht ist im oberen Normbereich	leichte Gewichtsabnahme erforderlich
Stark erhöhter BMI ab 30	Sie wiegen zu viel	Gewichtsabnahme erforderlich

Der Energiebedarf bestimmt das Körpergewicht entscheidend

Energieverbrauch und Energiezufuhr bestimmen unser Körpergewicht. Liegt die Zufuhr über dem Verbrauch, steigt das Gewicht an. Ist das Verhältnis umgekehrt, sinkt das Körpergewicht. Übergewicht ist also ein Bilanzproblem. Der Energiebedarf läßt sich leicht abschätzen. Im Alter nimmt der Energiebedarf immer weiter ab. Ab 50 ist mit einer Reduzierung des Bedarfs um 10 % alle 10 Jahre zu rechnen.

Bei normalem oder leicht erhöhtem Körpergewicht (BMI = 18-29) = Ist-Gewicht in Kilogramm

x	24	= Grundbedarf in Kilokalorien
x	28	= Energiebedarf bei leichtester Tätigkeit
x	30	= Energiebedarf bei leichter Tätigkeit
x	35	= Energiebedarf bei mittlerer Tätigkeit
x	40	= Energiebedarf bei schwerer Tätigkeit

Bei starkem Übergewicht (BMI = 30 und mehr) = Ist-Gewicht in Kilogramm

x	22	= Grundbedarf in Kilokalorien
x	24	= Energiebedarf bei leichter Tätigkeit
x	30	= Energiebedarf bei mittlerer Tätigkeit

Beispiel:
Körpergewicht 79 Kilogramm, Größe 164 cm, BMI 29,4, leichte Tätigkeit. Das Körpergewicht liegt im oberen Normbereich. Bei einer leichten Tätigkeit berechnet sich ein Energiebedarf von (79 x 30) = 2370 Kilokalorien. Führt unsere Musterperson genau diese Kalorienzahl zu, bleibt ihr Gewicht stabil.

Zuviel Kalorien schlagen zu B(a)uche

Ein Kilogramm Fettgewebe enthält ungefähr 7000 Kilokalorien. Um ein einziges Kilogramm Fettgewebe abzubauen, müssen daher 7000 Kilokalorien eingespart werden. Wenn Sie also eine Reduzierung Ihres Gewichts um beispielsweise 5 Kilogramm anstreben, müssen Sie dazu 35 000 Kilokalorien einsparen!

Beispiel:
Energiebedarf 2370 Kilokalorien, gewünschte Gewichtsabnahme
5 Kilogramm, erforderliche Energieeinsparung 35000 Kilokalorien.
Bei einer täglichen Aufnahme von 1600 Kilokalorien liegt die Einsparung
bei 770 Kilokalorien. Damit läßt sich das Körpergewicht in rund 45 Tagen
um 5 Kilogramm senken (35 000 : 770 = 45,5). Die genannten Zahlen
sind jedoch lediglich Durchschnittswerte.

Eine Gewichtsabnahme von 0,5 bis 1 Kilogramm wöchentlich ist akzep-
tabel. Crash- oder Fastenkuren sind für Diabetiker ungeeignet. Ihr Gewicht sollten Sie 1 bis 2 mal wöchentlich kontrollie-
ren und in einem Diabetikertagebuch protokollieren.
Sie werden feststellen, daß sich mit jedem Kilo Gewichtsabnahme die Insulinwirkung verbessert und
gleichzeitig Ihre Blutzuckerwerte sinken. Das gilt
sowohl für Typ I wie auch für Typ II Diabetiker. Viele
Typ II Diabetiker verlieren bei einer konsequenten
Gewichtsabnahme nicht nur ihre überflüssigen Pfunde, sondern gleichzeitig auch ihren Diabetes mellitus.
Aber Vorsicht: Bei einer erneuten Gewichtszunahme steigen Ihre Blutzuckerwerte sofort wieder an, und die Erkrankung bricht wieder aus.
Sie sehen also — Übergewicht ist der Feind aller Diabetiker! Wenn es
Ihnen gelingt, Ihr Gewicht zu normalisieren und dieses dann vor allem
auch zu halten, können Sie Ihren Diabetes sehr gut in den Griff
bekommen, in vielen Fällen verschwindet er sogar ganz.

*90 Prozent der Diabetiker könn-
ten mit dem Bauch auch ihre
Erkrankung bzw. die erhöhten
Blutzuckerwerte loswerden.*

*Diäten sind für
Diabetiker
ungeeignet und
können mehr
schaden als nützen.
Eine ausgewogene
Mischkost ist da-
gegen sehr effektiv.*

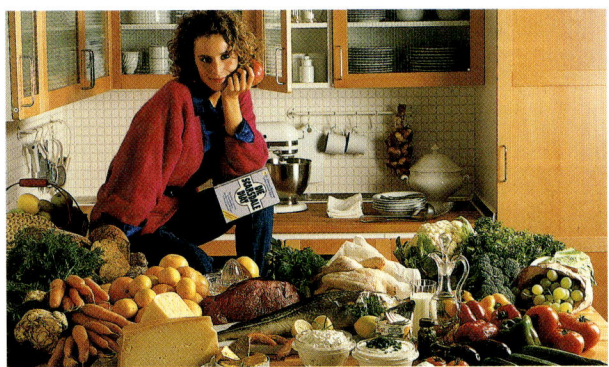

Richtig Essen und Trinken bei Diabetes mellitus

Typ I Diabetiker sind fast immer schlank und müssen daher auch nicht kalorienreduziert essen. Da Typ I Diabetiker immer mit Insulin behandelt werden, muß auf die blutzuckererhöhenden Kohlenhydrate besonders geachtet werden. Die Kohlenhydrate werden nach Berechnungs- oder Broteinheiten (BE) berechnet. In den neuen Bundesländern und einigen Diabetesfachkliniken werden die Kohlenhydrate nach Kohlenhydrateinheiten (KE oder KHE) bzw. nach Schätzwerten berechnet. Alle diese Werte sind gegeneinander austauschbar.

1 BE entspricht 12 Gramm verwertbaren Kohlenhydraten.

Für Typ I Diabetiker ist empfehlenswert, in Abhängigkeit von der Form ihrer Insulintherapie 4 bis 6 Mahlzeiten pro Tag einzuhalten. Mehr als 90 % der Typ II Diabetiker sind übergewichtig. Um das Übergewicht abzubauen, ist eine kalorienreduzierte Mischkost bei erhöhter körperlicher Aktivität empfehlenswert. Typ II Diabetiker berechnen deshalb die Kalorien und nicht die BE. Typ II Diabetiker sind in der Regel nicht auf die

Nach BE berechnet	**Nicht nach BE berechnet**
Kohlenhydrathaltige(s)	Kohlenhydratfreie(s)
Getreide / Getreideprodukte	Koch- /Streichfette
Milch / Milchprodukte	Fleisch /Fleischprodukte / Wurst
Kartoffeln	Käse / Fisch / Fischprodukte /
Reis	Geflügel / Eier
Nudeln	Gemüse
Obst / Obstprodukte	Salate
(Zucker)	Hülsenfrüchte
Diabetikersüßigkeiten	Nüsse
	Zuckeraustauschstoffe

Diabetiker müssen keine Angst vor Kohlenhydraten haben!

Einhaltung von Zwischenmahlzeiten angewiesen. Die Kalorienzufuhr zur langsamen, erfolgreichen Gewichtsreduktion liegt zwischen 1200 und 1800 Kilokalorien bei 3 bis 4 Mahlzeiten pro Tag.

Kohlenhydrate in der diabetesgerechten Ernährung

Im Gegensatz zu den Nährstoffen Eiweißen und Fetten erhöhen die Kohlenhydrate mit Ausnahme der Ballaststoffe den Blutzuckerspiegel. 1 Gramm Kohlenhydrate liefert 4 Kilokalorien. Das ist erwünscht, denn der Blutzucker ist die Energieversorgung des Körpers.

Aufgrund ihrer Zusammensetzung steigern die kohlenhydrathaltigen Nahrungsmittel den Blutzucker unterschiedlich.

Mindestens die Hälfte der Energiezufuhr sollte bei Diabetikern aus Kohlenhydraten stammen. Das entspricht 3,5 Gramm Kohlenhydraten pro Kilogramm Körpergewicht.

Rasche Blutzuckersteigerung	Langsamere Blutzuckersteigerung
ballaststoffarm	ballaststoffreich
stark verarbeitet	nicht verarbeitet
flüssig (z. B.: Kartoffelsuppe)	fest (Pellkartoffeln)
reichlich Getränke zum Essen	wenig Getränke zum Essen
reine Kohlenhydratmahlzeit	gemischte Kost
(z. B.: Brötchen mit Konfitüre)	(z. B.: Vollkornbrot mit magerem Käse und Tomaten)
Zucker	Zuckeraustauschstoffe
Weißbrot, Graubrot, Brötchen	Vollkornbrot
Weißmehlprodukte	Vollkornprodukte
Kartoffelfertigprodukte	Pellkartoffeln
wie Kartoffelpürree aus der Tüte	Salzkartoffeln
Obstsaft, Kompott	frisch, möglichst ungeschältes Obst, Gemüse, Salat, Hülsenfrüchte
weißer, geschälter Reis	Naturreis
Teigwaren	Vollkornnudeln, Milchprodukte
normale Süßigkeiten	Diabetikersüßigkeiten

Bei Typ I Diabetikern muß gewährleistet sein, daß sich die Kohlenhydrat-
menge, die nach BE berechnet wird, mit der Insulindosis die Waage hält.
So lassen sich Über- und Unterzuckerungen vermeiden. Die moderne
intensivierte Insulintherapie gibt die Möglichkeit einer freien BE-Menge.
Eine konventionelle Insulintherapie erfordert meist eine strikte Einhaltung der BE-Menge, der BE-Aufteilung sowie der Zwischenmahlzeiten.

Ballaststoffe in der diabetesgerechten Ernährung

Obwohl Ballaststoffe in die Gruppe der Kohlenhydrate eingeordnet werden, liefern sie weder Kalorien noch erhöhen sie den Blutzuckerspiegel.
Ballaststoffreiche Lebensmittel sorgen für eine gute sowie langanhaltende Sättigung und lassen auch den Blutzucker langsamer ansteigen.
Daher sollten Obst, Gemüse, Salate, Vollkornbrote, Vollkornprodukte
und Hülsenfrüchte regelmäßig auf dem Speiseplan stehen. Ballast-
stoffarme Lebensmittel wie Weißbrot, Brötchen,
Toastbrot, Baguette, Roggenbrötchen, Mischbrot oder
Graubrot sättigen kaum und erhöhen den Blutzuckerspiegel rasant, teilweise sogar rascher als Zucker.
Ballaststoffe haben auch noch die positive Wirkung,

Ballaststoffe regulieren den Blutzucker und machen satt.

daß Sie den Cholesterinspiegel senken und Verstopfung vorbeugen. Im
Rahmen einer ballaststoffreichen Kost müssen Sie unbedingt darauf
achten, mindestens 2 Liter zu trinken, um den Ballaststoffen ausreichend
Flüssigkeit zum Quellen zu geben.

Zucker und Diabetes

Bis vor wenigen Jahren waren Zucker und zuckerhaltige Lebensmittel
allen Diabetikern immer verboten worden. Die einzige Ausnahme war
die Unterzuckerung. Inzwischen haben Wissenschaftler herausgefunden,
daß die Blutzuckersteigerung durch bestimmte zuckerhaltige Lebensmittel nicht so rasant ist, wie vorher angenommen wurde. Leider
enthalten die meisten gezuckerten Lebensmittel reichlich Kalorien,
so daß übergewichtige Typ II Diabetiker nicht von den
neuen Erkennissen profitieren. Mit BE-Berechnung
können Typ I Diabetiker und schlanke Typ II Diabetiker
zuckerhaltige Produkte essen. Entsprechende Tabellen
sind im Buchhandel erhältlich (siehe Bezugsquellen

Das absolute Zuckerverbot für Diabetiker ist inzwischen überholt.

Bei BE-Berechnung erlaubt *(Typ I Diabetiker, schlanke Typ II Diabetiker)*	Nicht erlaubt
fettreiche gezuckerte Produkte	Produkte, die nahezu ausschließlich Zucker enthalten
Schokolade Kuchen Pralinen Nuß-Nougat-Creme Milchspeiseeis	Limonade Cola-Getränke Gummibärchen Honig Zucker / Traubenzucker

im Anhang dieses Buches). Es können aber nicht alle gezuckerten Produkte von Diabetikern gegessen werden.

Vom Leid mit dem Light

Der englische Begriff »light«, der übersetzt »leicht« heißt, ist in Deutschland gesetzlich nicht definiert. Light-Produkte müssen nicht weniger Kalorien enthalten wie normale Produkte. Zudem sind nicht alle Light-Lebensmittel zuckerfrei und für Diabetiker geeignet. Einige Light-Produkte können für Diabetiker aber sinnvoll sein. Lesen Sie das Zutatenverzeichnis, die Nährwertangaben und die sonstigen Hinweise auf der Verpackung genau durch und überlegen Sie sich, ob das Lebensmittel ihren Bedürfnissen entspricht. Häufig sind Light-Lebensmittel auch noch deutlich teurer als herkömmliche Produkte.

Light-Lebensmittel sind teuer, manchmal sinnlos und nicht immer für Diabetiker geeignet.

Sinn und Unsinn diätetischer Lebensmittel

Diätetische Lebensmittel sind vom Gesetzgeber für einen bestimmten Ernährungszweck, wie die Ernährung bei Diabetes mellitus, anerkannt und überprüft und tragen immer eine Nährwertanalyse. Diätetische Lebensmittel, die im Rahmen eines Diätplanes bei Diabetes mellitus geeignet sind, enthalten keinen Zucker und dürfen nicht mehr Kalorien als Vergleichsprodukte mit Zucker enthalten. Die Blutzuckersteigerung durch diätetische Lebensmittel für Diabetiker ist langsamer als die durch

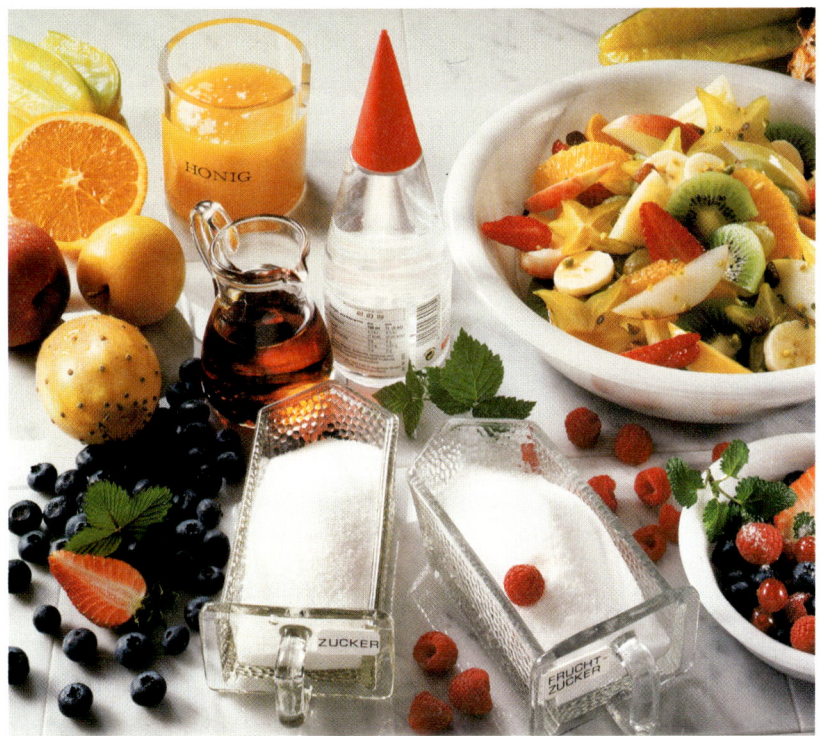

Zucker und Honig sind im Gegensatz zu Süßstoffen nicht gut für Diabetiker geeignet.

herkömmliche gezuckerte Produkte. Da diätetische Lebensmittel für Diabetiker genauso viele Kalorien wie Vergleichsprodukte enthalten können, ist die Beachtung des Fett- und Kaloriengehaltes wichtig. So liefert beispielsweise Diabetikerschokolade fast genauso viele Kalorien wie normale Schokolade.

Sinnvolle diätetische Lebensmittel	Überflüssige diätetische Lebensmittel
Süßstoff	Diabetikerzwieback
Zuckeraustauschstoffe	Diabetikerbrot
Light-Limonaden (ungezuckert)	Diabetikernudeln
Light-Colagetränke	Diabetikerpuddingpulver
Diabetikerjoghurt	Diabetikermehl
Diabetikerkonfitüre	

Diätetische Lebensmittel enthalten häufig genauso viele Kalorien wie normale Produkte.

Ob es sinnvoll ist, Diabetikerschokolade, Diabetikerkekse, Diabetikerkuchen, Diabetikerpralinen oder Diabetikerriegel zu essen, müssen Sie selbst entscheiden. Die Zuckerersatzmittel Süßstoffe, Fruchtzucker und Zuckeraustauschstoffe (wie Sorbit, Mannit, Xylit oder Isomalt) sind diätetische Lebensmittel und für Diabetiker geeignet und sinnvoll.

Süßstoffe und Zuckeraustauschstoffe

Süßstoffe und Zuckeraustauschstoffe sind die süße Alternative zum Zucker. Süßstoffe sind für alle Diabetiker ohne Berechnung erlaubt, da sie weder Kohlenhydrate noch Kalorien enthalten. Süßstoffe sind in normalen Mengen gesundheitlich unbedenklich. Süßstoffe sind chemische Substanzen, denen im Gegensatz zu Zucker oder Zuckeraustauschstoffen die Masse und konservierende Wirkung sowie andere Eigenschaften fehlen. Süßstoffe sind optimal zum Süßen von Getränken, Süßspeisen, Soßen, Kompotten o.ä.

Süßstoffe müssen nicht berechnet werden.

Dosierung von Flüssigsüßstoff

1 TL Zucker	entspricht	8 Tropfen Süßstoff
1 EL Zucker	entspricht	25 Tropfen Süßstoff
65 g Zucker	entspricht	1 TL Süßstoff
100 g Zucker	entspricht	1,5 TL Süßstoff
250 g Zucker	entspricht	4 TL Süßstoff
4-5 g Zucker	entspricht	1 Süßstofftablette

Zuckeraustauschstoffe schmecken süß und ersetzen auch andere Eigenschaften des Zuckers. Sie eignen sich zum Einkochen oder für Zubereitungen von Kuchenteigen. Zuckeraustauschstoffe enthalten Kalorien und erhöhen den Blutzuckerspiegel leicht und langsam. Außer Fruchtzucker haben alle anderen Zuckeraustauschstoffe nur halb so viele Kalorien wie Zucker.

Zuckeraustauschstoffe und Fruchtzucker liefern Kalorien, erhöhen den Blutzuckerspiegel aber kaum.

Die häufigsten Zuckeraustauschstoffe	Die gängisten Süßstoffe
Fruchtzucker (Fruktose)	Saccharin
Sorbit (stark abführend)	Natrium Cyclamat
Isomalt	Aspartame (nicht hitzestabil)
Mannit	Acesulfam Kalium
Xylit	Neohesperidin
Lactit	
Maltit	

Fette in der diabetesgerechten Ernährung

Fett ist mit 9 Kilokalorien pro Gramm der energiereichste Nährstoff. Mediziner und Diätassistenten weisen darauf hin, daß Fett fett macht. Dabei ist egal, ob das Fett aus Diätmargarine, Butter, Kuchen oder Nüssen stammt. Fett im Übermaß ist der hauptverantwortliche Faktor für die Entstehung von Übergewicht. In Deutschland wird mehr als das Doppelte an Fett gegessen, wie benötigt wird. Diabetiker sollten nicht mehr als 35 % der benötigten Energie in Form von Fett aufnehmen. Das entspricht 1 Gramm Fett pro Kilogramm Körpergewicht. Typ I Diabetiker müssen das Fett nicht näher beachten, solange ihr Gewicht im normalen Bereich liegt. Übergewichtige Typ II Diabetiker hingegen müssen hier besonders sparsam sein, um abnehmen zu können. Besonders beim Streichfett sollte gespart werden. Zudem sollten nur tierische Produkte mit einem geringen Fettgehalt gegessen werden.

Streichfett heißt Streichfett, weil es aus Ihrem Speiseplan weitgehend gestrichen werden sollte.

10 Gramm	Fettgehalt	Kaloriengehalt
Butter	8,3 g	75 Kilokalorien
Milchhalbfett	4,1 g	39 Kilokalorien
Margarine	8,0 g	72 Kilokalorien
Diätmargarine	8,0 g	72 Kilokalorien
Halbfettmargarine	4,0 g	37 Kilokalorien
Pflanzenöl	10,0 g	90 Kilokalorien

Lassen Sie Wurst und Käse
einfach in dünnere Scheiben
schneiden! So sparen
Sie Fett und Kalorien, aber
nicht beim Geschmack.

Das optimale Streichfett für übergewichtige Diabetiker ist wenig Halbfettmargarine. Zur Zubereitung sollte wenig hochwertiges, gut erhitzbares Pflanzenöl verwendet werden. Für fettarme Wurstsorten gilt: Bevorzugen Sie magere, leckere Sorten wie rohen Schinken, gekochten Schinken, Rauchfleisch, Lachsschinken, kalten Braten, Roast Beef, Corned Beef, Bierschinken, Geflügelwurst, Sülze, Sülzwurst, Aspikwurst, Gemüsesülze oder Geflügelsülze. Fettreich hingegen sind u. a. Leberwurst, Mettwurst, Streichwurst, Teewurst und Salami.

Die geheimnisvolle Angabe auf dem Käse »Fett in der Trockenmasse – F. i. Tr.«

Beim Käse und Quark ist der Fettgehalt in der Trockenmasse angegeben. Ein Doppelrahmfrischkäse enthält beispielsweise 60 % Fett in der Trockenmasse. Das bedeutet nicht, daß der Fettgehalt 60 % beträgt. Die Trockenmasse eines Käses enthält überhaupt kein Wasser. Der absolute Fettgehalt eines natürlich Flüssigkeit enthaltenden Käses liegt daher unterhalb des Fett in Trockenmassegehaltes. In der Regel liegt der Fettgehalt eines Käses bei rund der Häfte des Fett in Trockenmassegehaltes. Der Doppelrahmfrischkäse enthält also rund 30 % Fett.

Fettgehalt absolut = Fettgehalt in der Trockenmasse: 2

Beispiel:
100 g Doppelrahmfrischkäse (60 % Fett in der Trockenmasse) enthält 31,5 g Fett.
Alle Käsesorten bis 45 % F. i. Tr. oder 30 % Fett absolut sind für übergewichtige Diabetiker geeignet. Besonders fettarme Sorten sind Harzer Käse, Romadur, Limburger und magerer Speisequark.

Cholesterin und erhöhte Blutfettwerte

Eine geringe Fettzufuhr senkt
erhöhte Blutfettwerte.

Diabetiker leiden besonders häufig unter erhöhten Blutfettwerten (Cholesterin und Triglyzeride). Insbesondere die Triglyzeride (Fett) sind bei schlecht eingestelltem Diabetes zu hoch. Erhöhte Blutfettwerte sind ein Risiko für

Herz-Kreislauf-Erkrankungen. Das Nahrungscholesterin hat in der Regel keinen Einfluß auf den Blutcholesterinwert. Bei erhöhten Cholesterinwerten ist es nicht erforderlich, cholesterinarm zu essen. Unter einer fettarmen Kost, die pflanzliche Fette bevorzugt, sinken die Blutfettwerte ab.

Eiweiß – ein wichtiger Baustein für den Körper

Eiweiß (wissenschaftlich »Protein«) ist lebenswichtig und dient dem Körper als Baustoff. Insulin setzt sich aus Eiweißbausteinen zusammen. 1 Gramm Eiweiß liefert 4 Kilokalorien. In Deutschland wird nach dem Ernährungsbericht der Bundesregierung zuviel Eiweiß aufgenommen. Diabetiker haben keinen erhöhten Eiweißbedarf. Zuviel Eiweiß fördert die Entstehung von Nierenschäden und Gicht. Eiweiß erhöht nicht den Blutzuckerspiegel. Diabetiker sollten maximal 15 % der Energie in Form von Eiweiß zuführen. Das entspricht rund einem Gramm Eiweiß pro Kilogramm Körpergewicht.

Eiweiß ist lebenswichtig, erhöht den Blutzucker nicht, kann aber im Übermaß die Nieren schädigen.

Kohlenhydrate
(ballaststoffreich)

Vollkornbrot
Hülsenfrüchte
Kartoffeln
Vollkornreis
Vollkornnudeln
Gemüse
Obst

3,5 g Kohlenhydrate pro Kilogramm Körpergwicht

50%

15%

35%

Eiweiß
Fisch
Geflügel
fettarme Milchprodukte
fettarme Fleischwaren und Fleisch

1 g Eiweiß pro Kilogramm Körpergewicht

Fett
Olivenöl
Diätmargarine
Butter
verborgenes Fett in:
Fleisch/Wurst
Milchprodukte
Süßigkeiten
Kuchen

1 g Fett pro Kilogramm Körpergewicht

Die ideale Kostzusammensetzung für Diabetiker ist gleichzeitig die optimale Ernährung für gesunde Menschen.

Vitamine und Mineralstoffe

Im Rahmen einer ausgewogenen, diabetesgerechten Ernährung liegt die Zufuhr der meisten Vitamine und Mineralstoffe im »grünen Bereich«. Lediglich die Zufuhr der Mineralstoffe Jod, Fluorid, Chrom, Zink und Eisen sowie die B-Vitamine reicht bei vielen Diabetikern nicht aus. Der Fluoridbedarf ist leicht über fluoridiertes Salz, schwarzen Tee und Fisch zu decken. Für eine ausreichende Jodzufuhr genügt die Verwendung von Jodsalz allein nicht. Zusätzlich tragen Seefisch und mit jodiertem Speisesalz hergestelltes Brot, Backwaren und Wurst zur täglichen Deckung des Jodbedarfs bei. Diabetiker scheiden die lebenswichtigen Mineralstoffe Chrom und Zink (das Kombinationspräparat DIAZINK ist rezeptfrei in Apotheken erhältlich) verstärkt mit dem Urin aus. Beide Stoffe sind wichtig für die Insulinwirkung und die Blutzuckerregulation. Die zusätzliche Einnahme von Vitamin- oder Mineralstoffpräparaten sollten Sie mit Ihrem behandelnden Arzt, dem Diätassistenten oder Ihrem Diabetesberater besprechen.

Salz ohne Jod und Fluorid ist Streusalz!

Diabetiker profitieren von einer ausgewogenen Mischkost, wie sie der abgebildete Ernährungskreis darstellt. Optimal ist es, wenn Sie für jede Mahlzeit Lebensmittel aus den verschiedenen Gruppen auswählen.

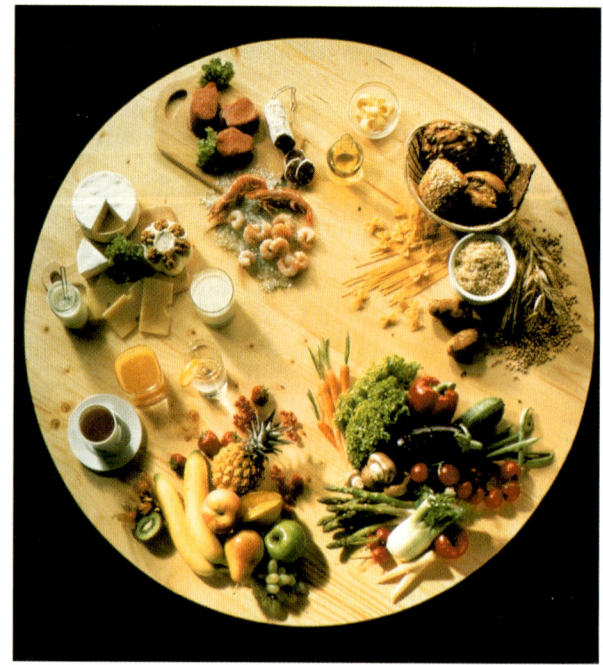

Richtig Trinken

Jeder Mensch sollte täglich mindestens 2 Liter trinken. Mineralwasser, ungezuckerte Light-Limonaden, Light-Colagetränke, Tee, Kaffee und Leitungswasser sind für Diabetiker unbegrenzt erlaubt, da sie keine Kohlenhydrate enthalten und nahezu kalorienfrei sind. Gezuckerte Getränke sind für Diabetiker außer im Falle einer Unterzuckerung nicht geeignet. Fruchtsäfte sind für Diabetiker kein Getränk, sondern bekämpfen Unterzuckerungen durch ihre rasante Blutzuckersteigerung. Ungeeignet sind ebenfalls Fruchsaftgetränke, Fruchtnektare und Fruchtsirupe. Das gilt auch für Produkte, die mit Süßstoffen oder Zuckeraustauschstoffen gesüßt sind.

Fruchtsaft steigert den Blutzucker so rasch, daß er eine Unterzuckerung optimal bekämpft.

Alkohol in Maßen und nicht in Massen

Alkohol ist ein energiereicher Stoff und liefert rund 7 Kilokalorien pro Milliliter. Für Übergewichtige sind alkoholische Getränke prinzipiell

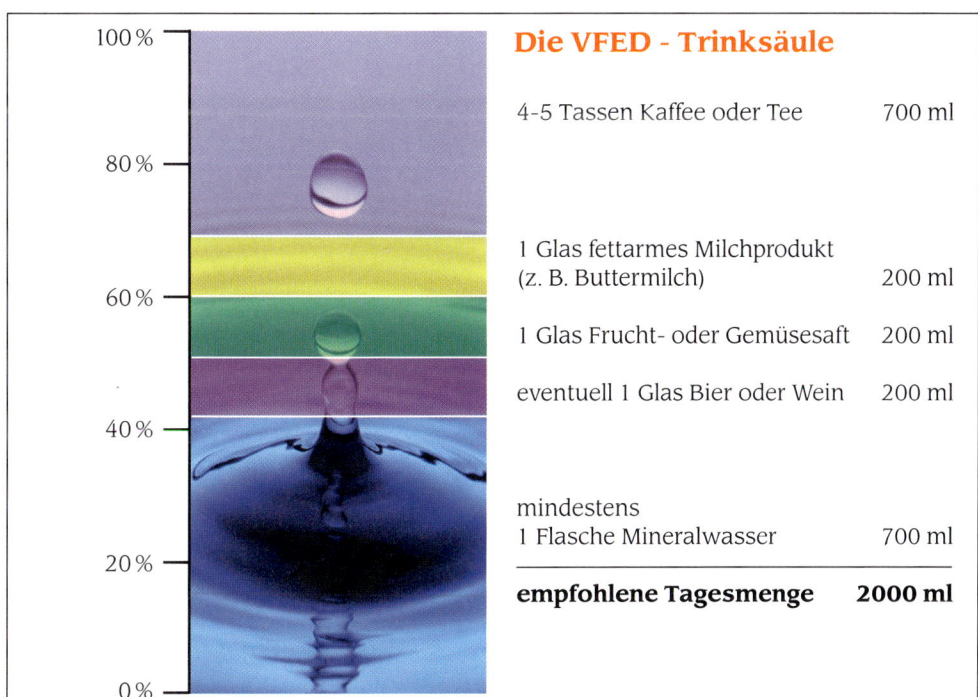

Die VFED - Trinksäule

4-5 Tassen Kaffee oder Tee	700 ml
1 Glas fettarmes Milchprodukt (z. B. Buttermilch)	200 ml
1 Glas Frucht- oder Gemüsesaft	200 ml
eventuell 1 Glas Bier oder Wein	200 ml
mindestens 1 Flasche Mineralwasser	700 ml
empfohlene Tagesmenge	**2000 ml**

Achten Sie darauf, jeden Tag mindestens 2 Liter Flüssigkeit zu sich zu nehmen.

ungeeignet. Für Diabetiker gilt, daß sie vor dem Alkoholkonsum den Arzt befragen sollten. Alkohol senkt kurzfristig den Blutzuckerspiegel und kann zu gefährlichen Unterzuckerungen führen. Vorsichtshalber sollten daher ein bis zwei BE zusätzlich vor dem Alkoholkonsum gegessen werden. Dies gilt insbesondere für Diabetiker, die mit sulfonyl-harnstoffhaltigen Medikamenten und Insulin behandelt werden. Prinzipiell werden alkoholische Getränke nicht nach BE berechnet. Diabetiker sollten vor und nach dem Alkoholkonsum ihren Blutzuckerspiegel überprüfen.

Alkoholische Getränke sind nur nach Befragen des Arztes und nur in kleinen Mengen erlaubt.

Hochprozentige Alkoholika wie Rum, Wodka oder Weinbrand sind genauso wie Malzbier und zucker-reiche alkoholische Getränke (wie Likör oder Dessertweine) für Diabetiker ungeeignet. Für Diabetiker, denen der Arzt den Alkohol-konsum in Maßen erlaubt hat, gilt die DREI-GLAS-REGEL (3 Gläser Bier à 0,33 Liter oder 3 Gläser Wein à 0,2 Liter). Diabetiker dürfen neben trockenem auch halbtrockenen Wein und Sekt sowie normales Bier und Diätbier trinken.

Zwar dürfen Diabetiker nach Rücksprache mit dem Arzt kleine Mengen Alkohol trinken, doch es geht auch ohne. Lassen Sie sich von unseren erfrischenden alkoholfreien Drinks ab Seite 117 überzeugen.

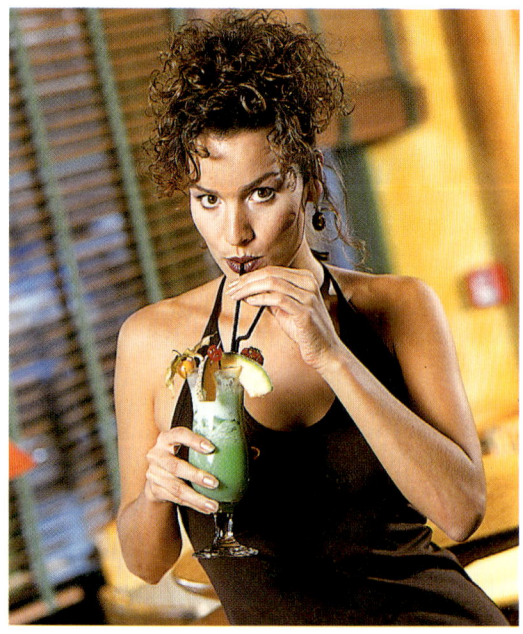

30 Tips für Diabetiker

Auf den folgenden Seiten haben wir für Sie »30 Tips für Diabetiker« zu-
sammengestellt. Diese Tips sollen Ihnen als Diabetiker helfen, einige
Dinge bei Ihrer Ernährung zu beachten und entsprechend Ihrer Krankheit zu verändern. Sie werden sehen, daß Sie oft mit nur kleinen Dingen
Ihren Speiseplan bereichern und abwechslungsreich gestalten können.
Und Sie werden sehr schnell merken, daß die Diagnose »Diabetes« nicht
bedeutet, daß Sie von nun an keinen Spaß mehr am Essen haben. Im
Gegenteil – unsere Ratschläge erleichtern die Auswahl und Zusammen-
stellung Ihrer Mahlzeiten und zeigen Ihnen, worauf Sie achten müssen.

1 Probieren Sie einmal Gemüse und Kräuter (z. B. Tomatenscheiben mit Basilikum bestreut) als alternativen, kalorienarmen Brot-
belag. Gemüse und Kräuter enthalten viel Vitamine, Mineralstoffe
und Ballaststoffe. Sie machen satt, schmecken gut und eignen sich auch
hervorragend als Ersatz für Streichfette. Legen Sie ein Salatblatt oder
saftiges Gemüse anstatt Aufstrichfett unter den Wurst- oder Käsebelag.

2 Ein Joghurt oder Kompott als kalorienarme Zwischenmahlzeit
sättigt besser, wenn es mit Weizen- oder Haferkleie, Pektin
sowie trocken (das bedeutet ohne
Fett) angerösteten Leinsamen oder Sesamsamen angereichert wird. Damit die enthaltenen Ballaststoffe gut aufquellen können,
ist es notwendig, daß Sie ¼ Liter (beispielsweise Tee oder Mineralwasser) dazu trinken. Unser Beispiel: 1 Becher Naturjoghurt
(1,5 % Fett), Süßstoff, Zimt, ½ frisch geriebener Apfel, Vanillearoma, 1 Eßlöffel Haferkleie
und 1 Eßlöffel trocken angeröstete Leinsamen mit einem großen Glas Mineralwasser
mit einem Spritzer Zitronensaft (eventuell
mit flüssigem Süßstoff gesüßt).

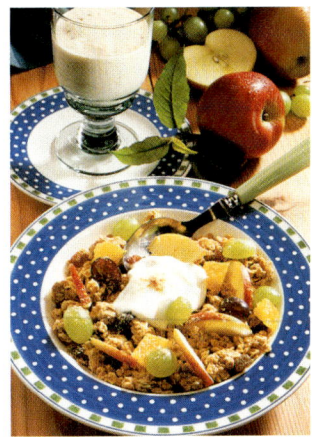

*Müsli enthält
reichlich Ballast-
stoffe, erhöht den
Blutzuckerspiegel
langsam und
macht lange satt.*

3 Sie sparen reichlich Kalorien ein, wenn Sie Fischkonserven auswählen, die im eigenen Saft (naturell) anstatt in Öl angeboten werden (anstatt Thunfisch in Öl Thunfisch naturell). Sehr fett- und kalorienreich ist auch Hering in Tomatensoße. Besser: kurz angedünstetes Kabeljaufilet mit frischen Tomaten in Joghurt-Kräuter-Dressing.

4 Eine wohlschmeckende Alternative zum Braten bzw. Gulasch aus Rind- und Schweinefleisch ist ein Ragout mit Fisch oder ein Gulasch mit Geflügel. In vielen Gegenden ist Frischfisch relativ teuer. Tiefgefrorener Kabeljau, Seelachs und auch Forellen sind günstiger und gut zu lagern.

5 Probieren Sie zum Mittagessen auch mal ein vegetarisches Gericht. Eine Gemüseplatte aus Spinat mit wenig saurer Sahne, jungen Karotten mit Dill, Grilltomate mit Knoblauch und gedünstetem Champignon-Zwiebel-Gemüse mit Schnittlauch. Dazu paßt getoastetes Vollkornbrot oder ein Risotto aus Naturreis.

6 Kartoffeln sind keine Dickmacher, es sei denn, Sie machen sie dazu. Es gibt viele kreative Alternativen zur langweiligen Salzkartoffel. Probieren Sie Folienkartoffeln mit selbstgemachtem Kräuterquark, oder bereiten Sie Ihre Kartoffeln auf dem Backblech mit etwas Kümmel oder Knoblauch zu.

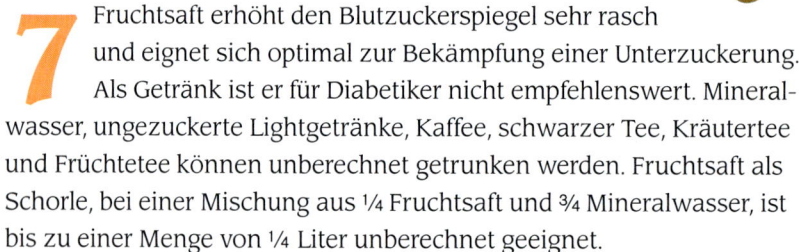

7 Fruchtsaft erhöht den Blutzuckerspiegel sehr rasch und eignet sich optimal zur Bekämpfung einer Unterzuckerung. Als Getränk ist er für Diabetiker nicht empfehlenswert. Mineralwasser, ungezuckerte Lightgetränke, Kaffee, schwarzer Tee, Kräutertee und Früchtetee können unberechnet getrunken werden. Fruchtsaft als Schorle, bei einer Mischung aus ¼ Fruchtsaft und ¾ Mineralwasser, ist bis zu einer Menge von ¼ Liter unberechnet geeignet.

8 Wenn Sie Gulasch oder Geschnetzeltes mit mehr Gemüse wie gewohnt zubereiten, können Sie Kalorien sparen und gleichzeitig mehr Ballaststoffe aufnehmen. Rechnen Sie für eine Portion

125 g fein geschnittenes Rind- oder Schweinefleisch sowie 250 g Gemüse wie Champignons, Paprika, Möhren, Zwiebeln, Zucchini oder ähnliches.

9 Um den Speiseplan auch mit fettreicherem Belag wie Torten-Brie oder Leberwurst gestalten zu können, verzichten Sie auf Butter oder Margarine darunter. Statt dessen streichen Sie unter die Leberwurst herzhaften Senf, unter den Brie Diabetikerkonfitüre oder Tomatenmark. Meerrettich, Quark, Frischkäse (eventuell mit Kräutern) oder Landrahm können Streichfette ebenfalls kalorienarm ersetzen.

10 Haben Sie einmal versucht, Kräuterquark anstatt Kräuterbutter zu Spießen, kurzgebratenem Fleisch oder gegrilltem Fisch zu essen? Handelsüblicher Kräuterquark enthält in der Regel allerdings reichlich Fett (meist 40 % Fett in der Trockenmasse). Eine wohlschmeckende Alternative ist selbst zubereiteter Quark aus viel frischen Kräutern, fein gehackten Zwiebeln, Knoblauch, Meerrettich, geraspelter Gurke oder Radieschen und Magerquark. Der selbst zubereitete Kräuterquark läßt sich gut einfrieren.

11 Soßenbinder, Mehlschwitzen oder Stärkemehl werden überflüssig, wenn Sie Ihre Soßen mit püriertem Gemüse, Zwiebeln, Tomatenmark oder Kartoffeln andicken. Eine kalorienärmere Alternative zur Soßenzubereitung mit Crème fraîche, Schmand oder Crème double stellt saure Sahne dar. Viele Soßen lassen sich auch mit Kondensmilch (4 % Fett) anstatt mit süßer Sahne verfeinern. Gewöhnungsbedürftige Andickungsalternativen sind Johannisbrotkernmehl, Guarkernmehl oder Fertigprodukte wie Biobin und Nestargel. Beachten Sie bei der Verwendung die Hinweise auf der Verpackung.

12 Für Eintöpfe, Salate oder Gemüse verwenden Sie rohen Schinken anstatt fetten Speck. Der herzhafte und würzige Geschmack wird Sie garantiert überzeugen.

13 Mit einem Kartoffel-Möhrenpüree bringen Sie Abwechslung auf Ihren Tisch. Kartoffelpürree läßt sich auch mit Meerrettich, frischen Kräutern oder wenig geriebenem Käse variieren.

Vollkornbrote in allen Variationen – die Auswahl ist mittlerweile schon fast unüberschaubar. Nicht nur Diabetiker tun ihrem Körper etwas Gutes, wenn täglich Vollkornprodukte auf dem Speiseplan stehen.

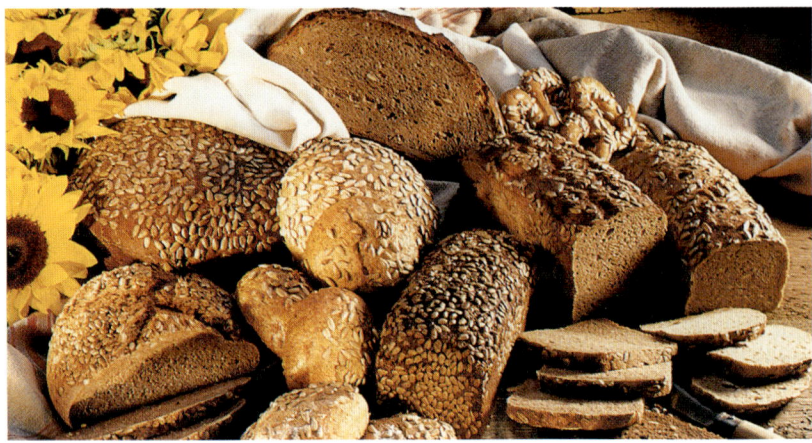

14 Vollkornbrot ist einfach ideal für Diabetiker. Es versorgt den Körper mit wichtigen Ballaststoffen, Mineralien und Vitaminen. Zudem können Sie es auch lange aufbewahren. Und getoastet schmeckt Vollkornbrot nochmal so gut.

15 Fleisch verfügt häufig über Fettränder. Es ist nicht sinnvoll, diese vor der Zubereitung zu entfernen. Um den Geschmack zu erhalten, entfernen Sie Fett erst nach der Zubereitung. Kurzgebratenes Fleisch, Fisch oder Geflügel mit Küchenkrepp entfetten.

16 Pflanzenöle eignen sich im Gegensatz zu Butter oder Margarine gut zum Braten. Butter oder Margarine enthalten viel Wasser und sind deshalb nicht hoch erhitzbar. Sie verbrennen bei hohen Temperaturen und bilden dabei krebserregende Stoffe. Pflanzliche Öle erreichen optimale, fettsparende Brattemperaturen. Wir empfehlen Ihnen Olivenöl für den Salat und Soja- oder Rapsöl zum Braten. Für edle Blattsalate eignen sich Nußöle oder Traubenkernöl.

17 Versuchen Sie doch einmal gekochte Roggen-, Weizen-, Dinkel-, oder Grünkernkörner als Beilage. Die Zubereitung ist die gleiche wie bei Naturreis. Die Garzeit beträgt rund 35-45 Minuten. Mittlerweile sind auch Getreide-Reis-Mischungen im Handel erhältlich.

18 Um Blutzuckerspitzen zu vermeiden und auch zur besseren Sättigung essen Sie vor den Mahlzeiten Gemüse wie Tomaten, Gewürzgurken, Kohlrabi, Karotten, Paprikaschoten, Radieschen oder Rettich als Salat oder schmackhafte Rohkost, und trinken Sie etwas dazu.

19 Versuchen Sie Rührei mal anders. Unser Beispiel: 250 g feingeschnittene Champignons, Frühlingszwiebeln und Knoblauch in einem Teelöffel Pflanzenöl anschwitzen. Ein Ei mit 2 EL Kondensmilch (4 % Fett) verquirlen und über das Gemüse geben. Mit reichlich Kräutern bestreuen. Dazu paßt getoastetes Vollkornbrot.

20 **Grundrezept Essig-Öl-Marinade (1 Portion)**: 1 EL Öl (wie Walnuß-, Haselnuß- oder Kürbiskernöl), 1 EL Essig (wie Himbeer-, Champagner- oder Sherryessig), 1 EL Wasser, ½ TL Senf, ½ kleine Zwiebel, evtl. ½ Knoblauchzehe, frisch gemahlener Pfeffer, fluoridiertes Jodsalz, Süßstoff nach Belieben, frisch gehackte Kräuter.
Essig und Öl mit Wasser und den Gewürzen sowie den gewaschenen Kräutern zu einer einheitlichen Marinade vermengen.

21 **Grundrezept Joghurt-Marinade (1 Portion)**: 2 EL Naturjoghurt, Kefir, Dickmilch 1,5 % Fett oder Buttermilch, 1 TL Olivenöl, 1 EL Zitronensaft, 1 EL Wasser, ½ kleine Zwiebel, evtl. ½ Knoblauchzehe, frisch gemahlener Pfeffer, fluoridiertes Jodsalz, Süßstoff nach Belieben, frisch gehackte Kräuter.
Die Zubereitung erfolgt wie bei Punkt 20. Variieren Sie das Grundrezept je nach Geschmack mit Senf, Meerrettich, Tomatenmark, kleingewürfeltem Gemüse, gehackten Sardellen, Kapern, eingelegtem grünen Pfeffer oder eingelegten Peperoni, Oliven.

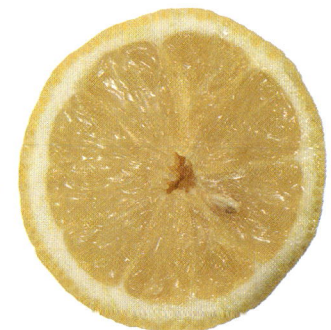

22 **»Falscher Sahnequark«:**
Quarkspeisen, Kräuterquark oder ähnliche Zubereitungen schmecken fast wie Sahnequark, wenn Sie Magerquark mit einem Schneebesen und etwas kohlensäurehaltigem Mineralwasser aufschlagen.

23 Viele Suppen und Soßen sind sehr fettreich. Eine Möglichkeit zur Entfettung ist es, die Soße oder Suppe abkühlen zu lassen und das festgewordene Fett abzuheben oder herauszufischen. Heißes Fett läßt sich mit einer ungefärbten Papierserviette entfernen. Dazu ziehen Sie die Papier-Serviette über die heiße Suppe oder Soße.

24 Mit fluoridiertem Jodsalz beugen Sie jodmangelbedingten Schilddrüsenerkrankungen und fluoridmangelbedingter Karies vor. Salz ohne Jod und Fluorid ist nichts anderes als Streusalz!

25 Füllen Sie Braten mit Gemüse. Die Gemüsefüllung sorgt für einen besseren Geschmack und es sieht einfach appetitlich aus. Schneiden Sie eine Tasche in das Fleisch, und füllen Sie je nach saisonalem Angebot z. B. Broccoli oder passiertes Gemüse hinein. Unter einen Hackfleischteig können Sie grob geraspeltes Gemüse mischen oder einen Hackbraten mit Lauchstangen anreichern.

26 Auch Braten ist oft eine fettige Angelegenheit. Versuchen Sie statt Bratwurst oder Bauchfleisch einmal Fisch- oder Geflügelspieße mit reichlich Gemüse zu braten. Grillen ist eine fettsparende Zubereitungsmethode, die gleichzeitig reichlich Aromastoffe bildet.

27 Nutzen Sie den Römertopf, die Mikrowelle, den Folienschlauch, die Alufolie, Teflonpfanne oder den Grill zur fettarmen und aromatischen Zubereitung.

28 Als Diabetiker können Sie problemlos Backrezepte aus normalen Kochbüchern umwandeln. Verwenden Sie anstatt Zucker Fruchtzucker und Süßstoff im Verhältnis 1 zu 3 (1 Teil Fruchtzucker zur Erreichung optimaler Backeigenschaften und 3 Teile Süßstoff zum Aufsüßen des Teiges). Weißes Mehl (Type 405) läßt den Blutzuckerspiegel rasch ansteigen. Halbieren Sie die Menge an weißem Mehl und füllen mit Vollkornmehl auf. Beachten Sie, daß Sie etwas mehr Flüssigkeit benötigen. So sparen Sie Kalorien, Kohlenhydrate, reichern das Gebäck mit Ballaststoffen an und sorgen so für eine langsamere Blutzuckersteigerung.

29 Probieren Sie Hackbraten einmal anders. Verwenden Sie anstelle von Ei Haferflocken und trockenen Magerquark zur Bindung des Hackbratens. Mischen Sie geraspeltes Gemüse wie Möhren, Lauch, Sellerie unter den Hackfleischteig und würzen mit frisch gehackten Kräutern, Senf und Tomatenmark.

30 Geschmacksintensive frische Kräuter, Frühlingszwiebeln, Knoblauch und passende Gewürze können das Salz im Essen weitgehend überflüssig machen. Verstärken Sie das Aroma Ihrer Speisen durch Toasten, Grillen, Anrösten, die Verwendung von frischen Produkten sowie wenig fluoridiertem Jodsalz.

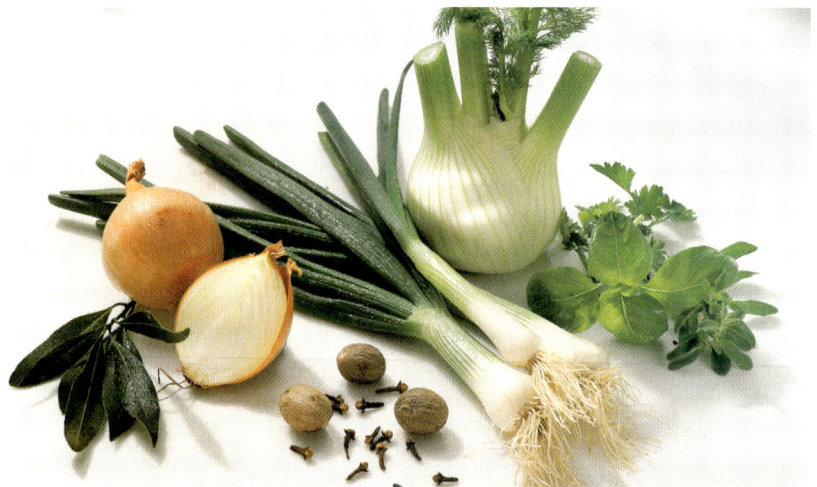

Lassen Sie je nach Geschmack frische Kräuter, Gewürze und aromatische Zutaten die Oberhand vor dem Salz gewinnen.

Austauschtabelle für Brot, Beilagen und Getreideprodukte

Wie gesagt: Diabetiker, die Insulin spritzen, müssen die Kohlenhydrate nach BE berechnen. In einigen Gegenden Deutschlands werden die Kohlenhydrate nach anderen Einheiten (Kohlenhydrateinheiten KHE oder KE) berechnet. Eine BE enthält 12 Gramm, eine KHE/KE 10 Gramm verwertbare Kohlenhydrate. Laut Deutscher Diabetes Gesellschaft können diese Einheiten problemlos gegeneinander ausgetauscht werden, da naturgegebene Schwankungen des Kohlenhydratgehaltes von Nahrungsmitteln eine absolut genaue Berechnung ohnehin nicht zulassen. Wir empfehlen die Verwendung von Berechnungsform und Berechnungstabelle (siehe Anhang ab Seite 124). Sie sollten die Beilagen so lange abwiegen, bis sich ein sicheres Augenmaß entwickelt hat.
Diabetiker, die kein Insulin spritzen, müssen die Kalorien beachten. Die BE-Berechnung für diese Diabetiker ist nicht sinnvoll, da es unmöglich ist, vom BE-Gehalt von Mahlzeiten oder Nahrungsmitteln auf den Kaloriengehalt zu schließen. Der Kaloriengehalt der Beilagen läßt sich mit der nachfolgenden Tabelle leicht feststellen. Beilagen sind in der Regel kalorienarme Sattmacher, die nicht sparsam gegessen werden sollten. Voraussetzung dafür ist, daß sie nicht fettreich zubereitet werden.

Der Rezeptteil

Im folgenden Rezeptteil finden Sie, übersichtlich geordnet, leckere Gerichte, die dank der verständlichen Schritt-für-Schritt-Anleitungen leicht nachzukochen sind. Sie sind für beide Diabetes-Typen geeignet und mit allen wichtigen Nährwertangaben versehen – selbstverständlich fehlen auch nicht die Angaben für Broteinheiten und Kalorien, ebenso wie die Angabe, für wie viele Personen die Rezepte sind. Probieren Sie die Rezepte einfach aus, und lernen Sie mit uns eine abwechslungsreiche und gesunde Küche kennen, die nicht nur Diabetikern schmeckt!

Lebensmittel	Bemerkung	1 BE entspricht	Kalorien-gehalt
Kartoffeln	Gut geeignet	80 g	56 kcal
Pommes frites	Übergewichtige sollten darauf verzichten	35 g	92 kcal
Puffer	Übergewichtige sollten darauf verzichten	50 g	77 kcal
Kartoffelknödel	Keine Fertigprodukte verwenden	50 g	53 kcal
Semmelknödel	Keine Fertigprodukte verwenden	50 g	61 kcal
Kartoffelpüree	Keine Fertigprodukte verwenden	100 g	87 kcal
Naturreis/ Vollkornreis, roh	Gut geeignet	16 g (ergibt gegart 45 bis 50 Gramm)	56 kcal
geschälter Lang- und Rundkornreis	Erhöht den Blutzucker rasch und macht kaum satt	15 g (ergibt gegart 40 bis 45 Gramm)	52 kcal
Weizenmehl Type 405	Erhöht den Blutzucker rasch und macht kaum satt	17 g	58 kcal
Vollkornmehl	Gut geeignet	20 g	61 kcal
Haferflocken	»kernige Haferflocken« verwenden	21 g	74 kcal
Getreidekörner (z. B. Weizen)	Gut geeignet - auch als Beilage	20 g	61 kcal
Eierteigwaren, roh	Erhöhen den Blutzucker rasch und machen kaum satt!	17 g (ergibt gegart 50 Gramm)	59 kcal
Teigwaren eifrei (z. B. Spaghetti), roh	Spaghetti »al dente« gegart erhöhen den Blutzucker-spiegel extrem langsam	16 g (ergibt gegart 40 Gramm)	58 kcal
Vollkornnudeln	Gut geeignet	19 g (ergibt gegart 50 bis 60 Gramm)	65 kcal
Weißbrot	Erhöht den Blutzucker rasch und macht kaum satt	25 g	60 kcal
Semmeln/Brötchen/ Baguette	Erhöhen den Blutzucker rasch und machen kaum satt	22 g	59 kcal
Graubrot/Mischbrot	Praktisch keine Vorteile gegen-über Weißbrot. Sie erhöhen den Blutzuckerspiegel rasch und machen kaum satt	25 g	56 kcal
Vollkornbrot/ Vollkornbrötchen	Gut geeignet	31 g	60 kcal
Pumpernickel	Gut geeignet	28 g	51 kcal
Toastbrot	Erhöht den Blutzucker rasch und macht kaum satt	25 g	64 kcal
Knäckebrot	-	18 g	57 kcal
Paniermehl	-	17 g	59 kcal
Speisestärke Pudding-pulver (ohne Zuckerzusatz)	-	14 g	47 kcal
Müsli-Mischung (ungezuckert)	Gut geeignet	20 g	73 kcal

Idee: S.-D. Müller/C. Pfeuffer

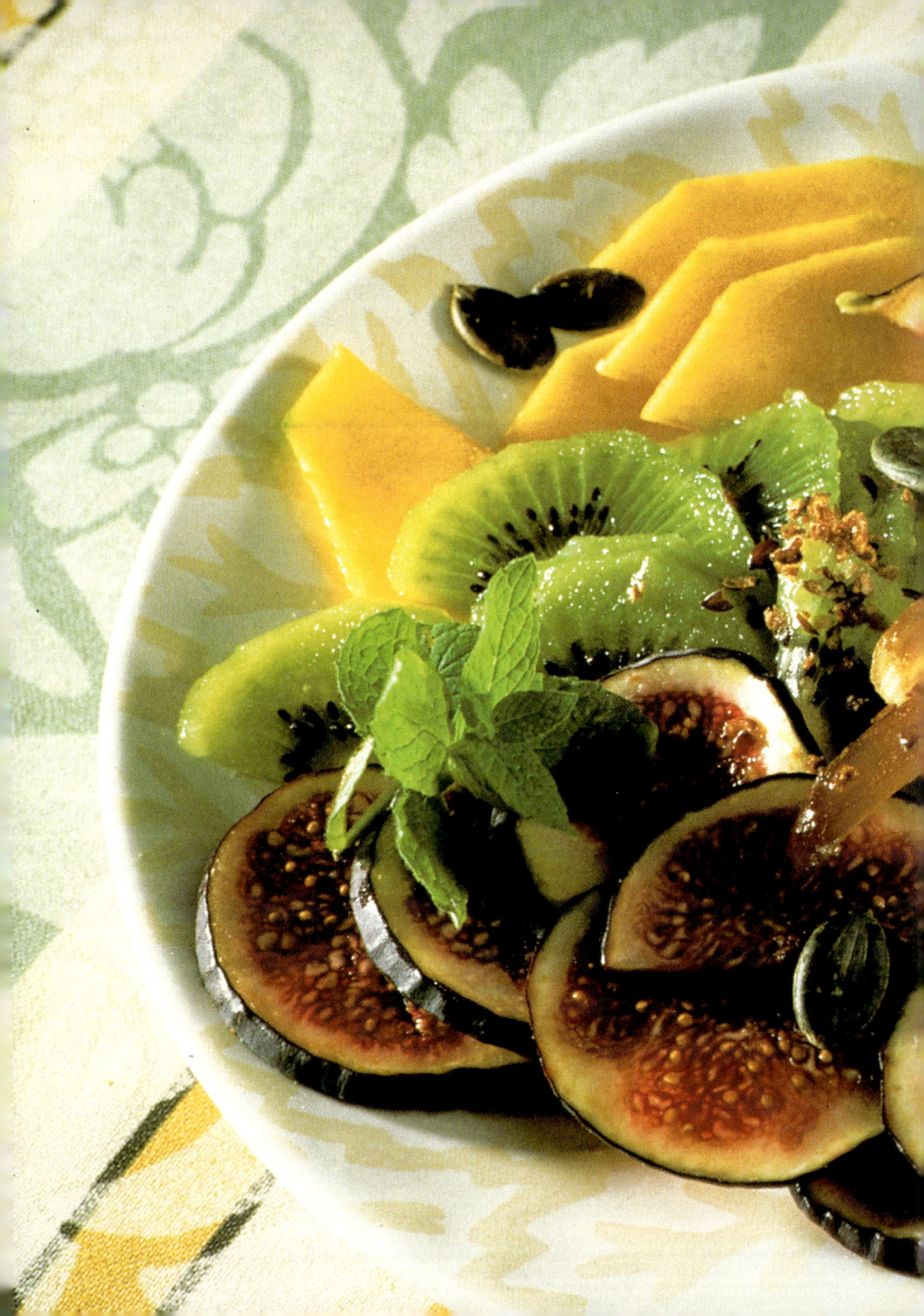

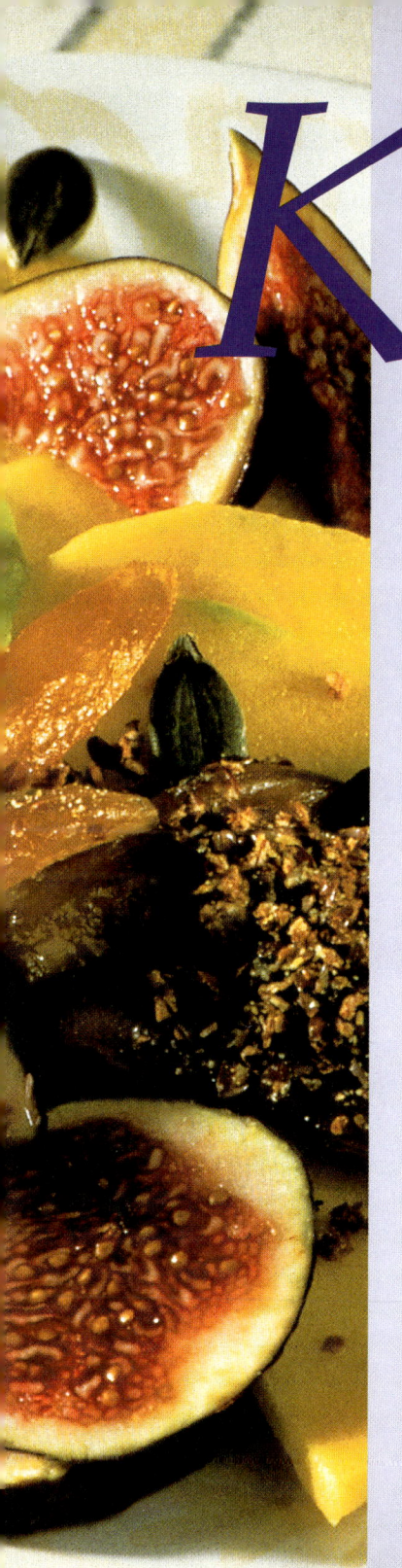

Kernig frische Frühstücke

Damit Sie einen guten Start in den Tag haben, ist es wichtig, ein vollwertiges und leckeres Frühstück zu sich zu nehmen, das nicht belastet und trotzdem lang- anhaltend satt macht.

Unsere Frühstücks-Rezepte sind schnell zubereitet und versüßen Ihnen den Tag. Neben wertvollem Getreide, das den Blut- zuckerspiegel nur langsam steigert, sind immer auch frisches Obst und Milch- produkte mit von der Partie. So bekommen Sie gleich morgens die Extraportion Vitamine und Mineralstoffe – und Morgen- muffel haben keine Chance.

Exotischer Obstsalat

1 Person

1 frische Feige
1 getrocknete Dattel
½ Mango
1 Kiwi
Saft einer Orange
1 TL Kürbiskerne
1 TL Leinsamen

1 Die Feige halbieren. Eine Hälfte in dünne Scheiben schneiden, die andere Hälfte vierteln. Kiwi schälen und in Scheiben schneiden, die Mango schälen und in dünne Spalten schneiden.

2 Das Obst auf einem Teller anrichten, mit Orangensaft beträufeln. Mit Kürbiskernen und Leinsamen bestreuen.

Eine Portion enthält:
242 Kilokalorien / 1017 Kilojoule; 5 g Eiweiß; 4 g Fett; 45 g Kohlenhydrate; 7 g Ballaststoffe; 3,5 BE

Frischkornmüsli

2 Personen

50 g Weizenkörner (geschrotet)
1 EL Leinsamen
1 EL Haferkleie
1-2 Äpfel (150 g)
Zitronensaft
Süßstoff
1 Trockenpflaume
Zimt
150 g Kefir (fettarm)

1 Die frisch geschroteten Weizenkörner über Nacht abgedeckt im Kühlschrank in Wasser mit etwas Zitronensaft und Süßstoff einweichen und quellen lassen.

2 Am nächsten Morgen vor der Zubereitung des Müslis das Einweichwasser abgießen. Apfel waschen, Kerngehäuse ausstechen und grob raffeln, mit Zitronensaft beträufeln. Die Trockenpflaume kleinschneiden. Alle Zutaten miteinander vermischen, abschmecken und nach Geschmack mit Zimt bestreuen.

Eine Portion enthält:
393 Kilokalorien / 1642 Kilojoule; 16 g Eiweiß; 9 g Fett; 61 g Kohlenhydrate; 16 g Ballaststoffe; 5 BE

Seite 40 Exotischer Obstsalat

Haferflockenmüsli

2 Personen

1 Die Dickmilch oder den Joghurt in eine Schüssel geben und mit flüssigem Süßstoff glattrühren.

2 Die Äpfel waschen, vierteilen, das Kerngehäuse entfernen. Die Viertel grob raffeln und mit Zitronensaft beträufeln, damit sie nicht braun werden. Sonnenblumenkerne und Haferflocken trocken in einer Pfanne anrösten.

3 Nach dem Abkühlen die gerösteten Sonnenblumenkerne und die Haferflocken unter die Äpfel-Dickmilch-Masse mengen. Das Müsli auf 2 Schälchen verteilen.

Zutaten
300 g fettarme Dickmilch oder Joghurt (1,5 % Fett)
flüssiger Süßstoff
2 kleine Äpfel (200 g)
Zitronensaft
20 g Sonnenblumenkerne
4 EL Vollkornhaferflocken

Eine Portion enthält:
246 Kilokalorien / 1024 Kilojoule; 10 g Eiweiß; 8 g Fett; 30 g Kohlenhydrate; 6 g Ballaststoffe; 2,5 BE

Tip

Trocken angeröstete Leinsamen oder Sesamsamen erhöhen neben dem Ballaststoffgehalt auch den Geschmack. Unter trocken anrösten versteht man das kurze Bräunen von Samen oder Nüssen in der Pfanne ohne weitere Zugabe von Fett, da diese bereits ölhaltig sind.

Hinweis

für Typ I Diabetiker: Das Getreide, Obst, Milchprodukt und Trockenobst werden nach BE berechnet.

Fitneß-Frühstück

1 Person

125 g Erdbeeren
80 g Müsli (ungezuckert)
1/8 l Milch (fettarm, 1,5% Fett)
1 Glas (0,2 l) Gemüsesaft (z. B. Möhrensaft)
1 EL Weizenkleie
30 g gekochter Schinken
1 Ei
1 Tomate
1 Reisscheibe (z. B. von Schneekoppe)
1 EL Schnittlauchröllchen

1 Die Erdbeeren waschen und putzen, in mundgerechte Stücke schneiden. Die Erdbeeren mit dem Müsli vermischen und mit Milch übergießen.

2 Die Weizenkleie in den Gemüsesaft rühren. Den gekochten Schinken und die Tomate fein würfeln, das Ei verquirlen, mit dem Schinken mischen und in einer kleinen, beschichteten Pfanne als Rührei braten.

3 Das Rührei auf der Reisscheibe anrichten und mit Schnittlauch bestreuen, die Erdbeer-Müsli-Mischung in ein Schälchen füllen und dazu reichen. Kaffee oder Tee können Sie nach Wunsch dazu trinken.

Eine Portion enthält:
595 Kilokalorien / 2501 Kilojoule; 32 g Eiweiß; 14 g Fett; 86 g Kohlenhydrate; 11 g Ballaststoffe; 7 BE

Tip
Frischkornmüsli wäre zwar die optimale Diabetikermahlzeit, die Zubereitung ist aber relativ aufwendig. Aufgrund des hohen Ballaststoffgehaltes steigert Müsli, auch wenn es Trockenobst enthält, den Blutzuckerspiegel nur mäßig. Müsli sorgt für eine langanhaltende Sättigung. Achten Sie bei Fertigmüsli-Mischungen darauf, daß Sie ungezuckert sind (ohne Zuckerzusatz). Bereiten Sie Ihr Müsli mit fettarmen Milchprodukten zu.

Hinweis
für Typ I Diabetiker: Müsli-Mischungen müssen nach BE berechnet werden.

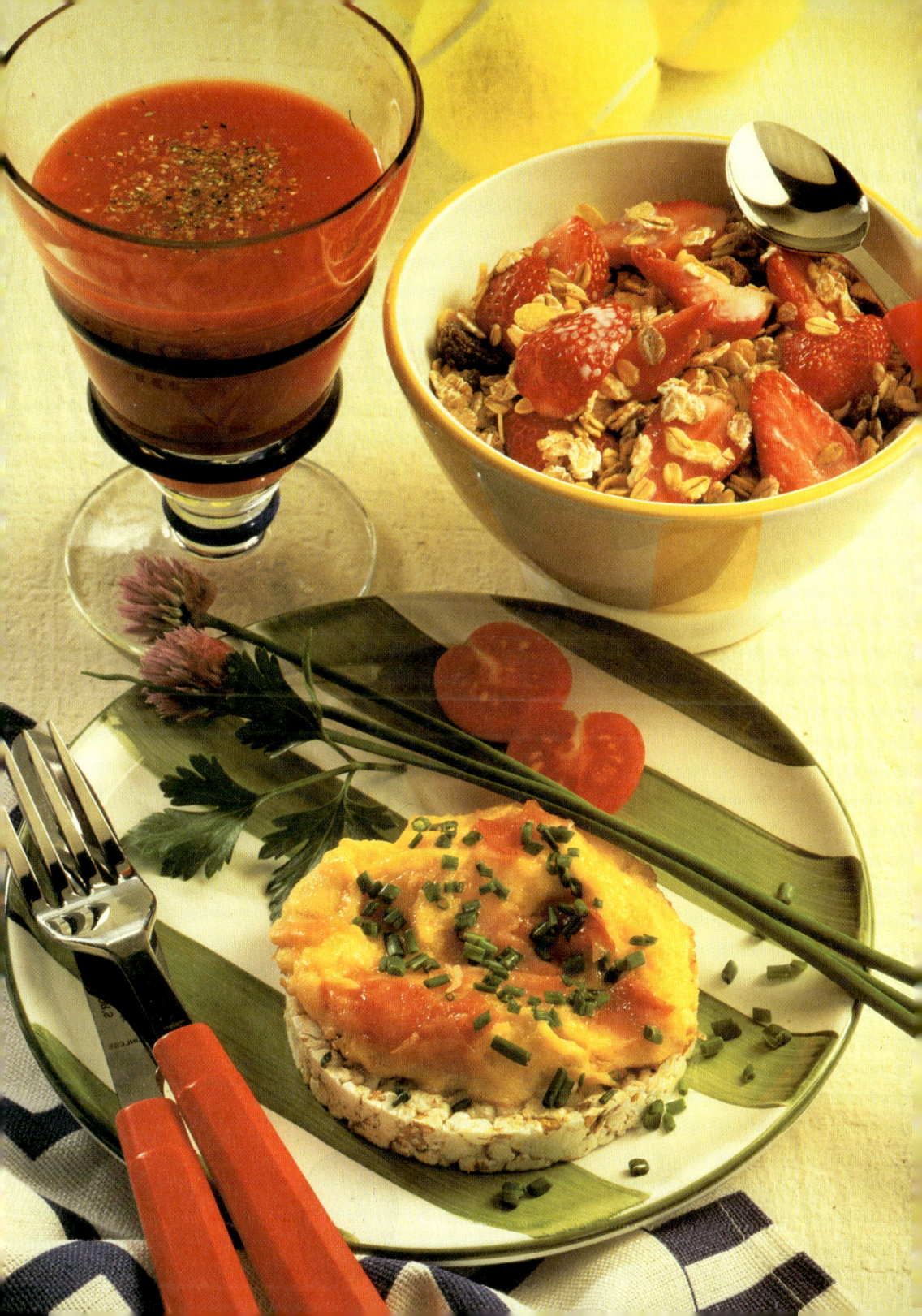

Vollkornmüsli mit Früchten

30 g Vollkorn-Müsli ohne
Zuckerzusatz

10 g Leinsamen,
ungeschält

100 g fettarmer Joghurt
(1,5 % Fett)

1 TL Zitronensaft

Süßstoff

1 Apfel (100 g)

50 g Trauben

1 Das Müsli mit Leinsamen mischen. Den Joghurt cremig rühren, mit Zitrone und Süßstoff abschmecken und über das Müsli geben.

2 Den Apfel waschen, vierteln, vom Kerngehäuse befreien und in kleine Stücke schneiden. Die Trauben ebenfalls gründlich waschen, die Stiele entfernen, halbieren und die Kerne entfernen.

3 Die vorbereiteten Früchte unter das Müsli heben und vor dem Verzehr noch einmal kurz durchziehen lassen.

Eine Portion enthält:
280 Kilokalorien / 1163 Kilojoule; 9 g Eiweiß; 7 g Fett; 44 g Kohlenhydrate; 6 g Ballaststoffe; 3,5 BE

Tip
Verwenden Sie frisches Obst je nach Saison (besonders lecker schmeckt es mit frischen Erdbeeren), und variieren Sie das Milchprodukt nach Geschmack – wählen Sie anstatt Joghurt einmal Dickmilch, Kefir oder Milch (fettarme Sorten).

Vollkornmüsli mit Früchten

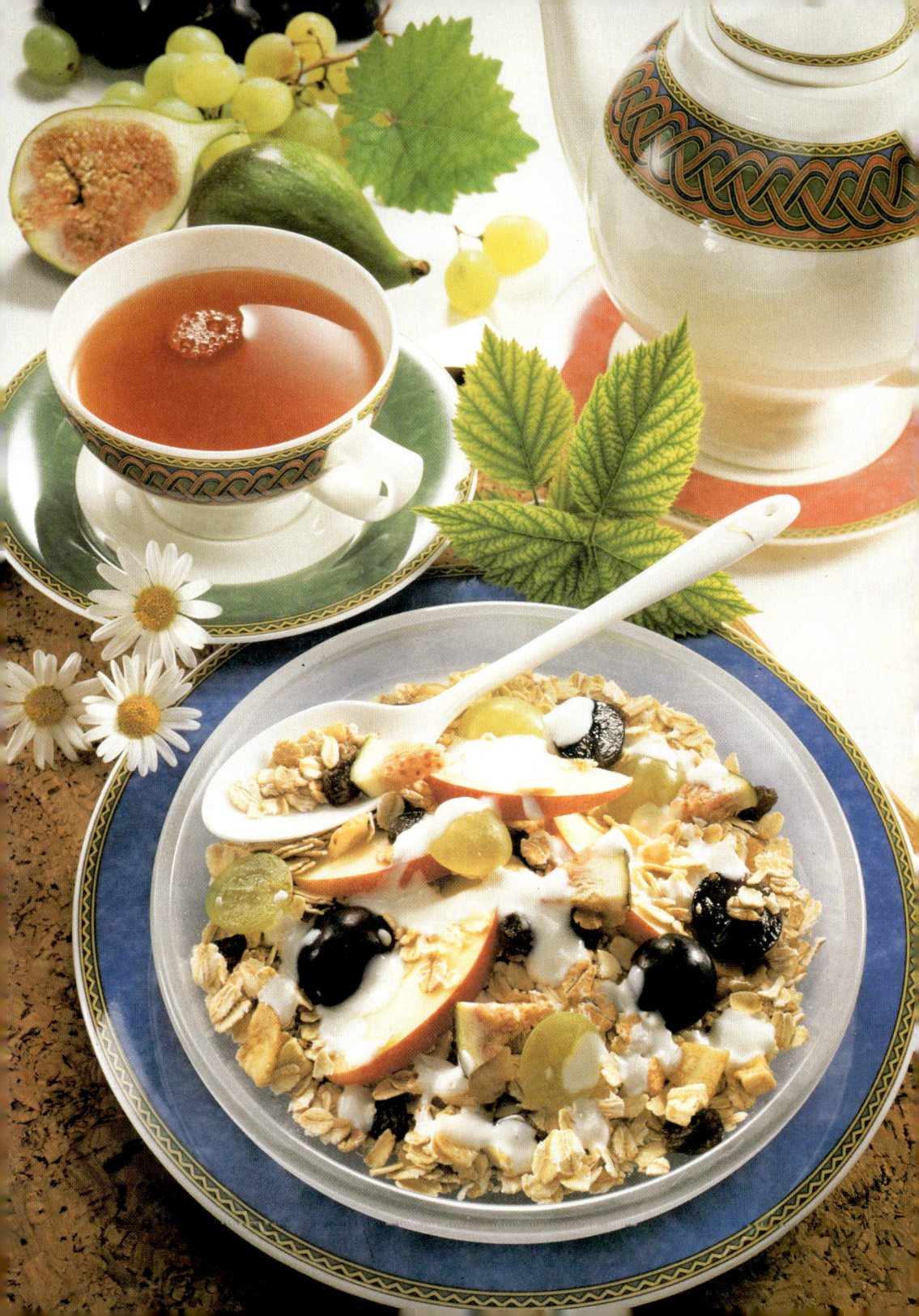

1 Person

50 g Blutorange
30 g Beerenfrüchte (Erdbeeren, Himbeeren, Heidelbeeren)
50 g Apfel
Zitronensaft
Süßstoff
Zitronenmelisse zum Garnieren

Frischer Obstsalat

1 Die Blutorange schälen, häuten und in kleine Würfel schneiden. Die Beerenfrüchte zupfen und waschen. Die Erdbeeren nach dem Waschen zusätzlich halbieren. Den Apfel waschen und in kleine Würfel schneiden.

2 Das Obst in einer kleinen Schale miteinander vermischen und mit etwas Zitronensaft beträufeln, zum Schluß mit Süßstoff abschmecken.

3 Alles auf einem Teller anrichten und mit Zitronenmelisse garnieren.

Eine Portion enthält:
57 Kilokalorien / 236 Kilojoule; 1 g Eiweiß; 1 g Fett; 12 g Kohlenhydrate; 4 g Ballaststoffe; 1 BE

Tip
Obst und auch Gemüse sind relativ vitamin- und mineralstoffreich. Die meisten Obstsorten enthalten vor allem reichlich Vitamin C. Obst sollte wenn möglich mit Schale verzehrt werden – vorher gründliches Waschen nicht vergessen! Einige Obstsorten wie alle Beerenfrüchte haben reichlich Ballaststoffe. Für Diabetiker sind alle Obstsorten geeignet.

Hinweis
für Typ I Diabetiker: Obst muß nach BE berechnet werden.

Frischer Obstsalat

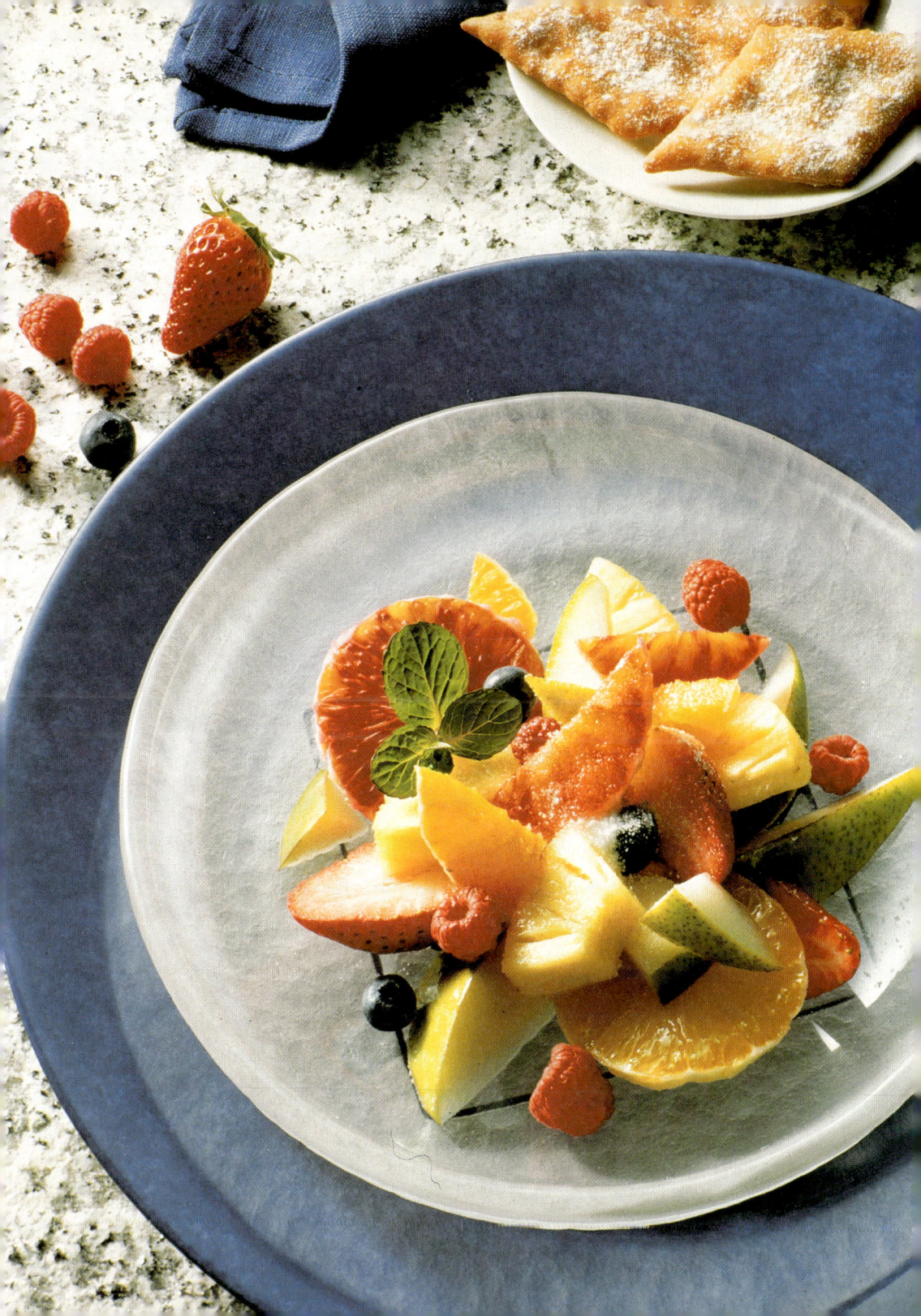

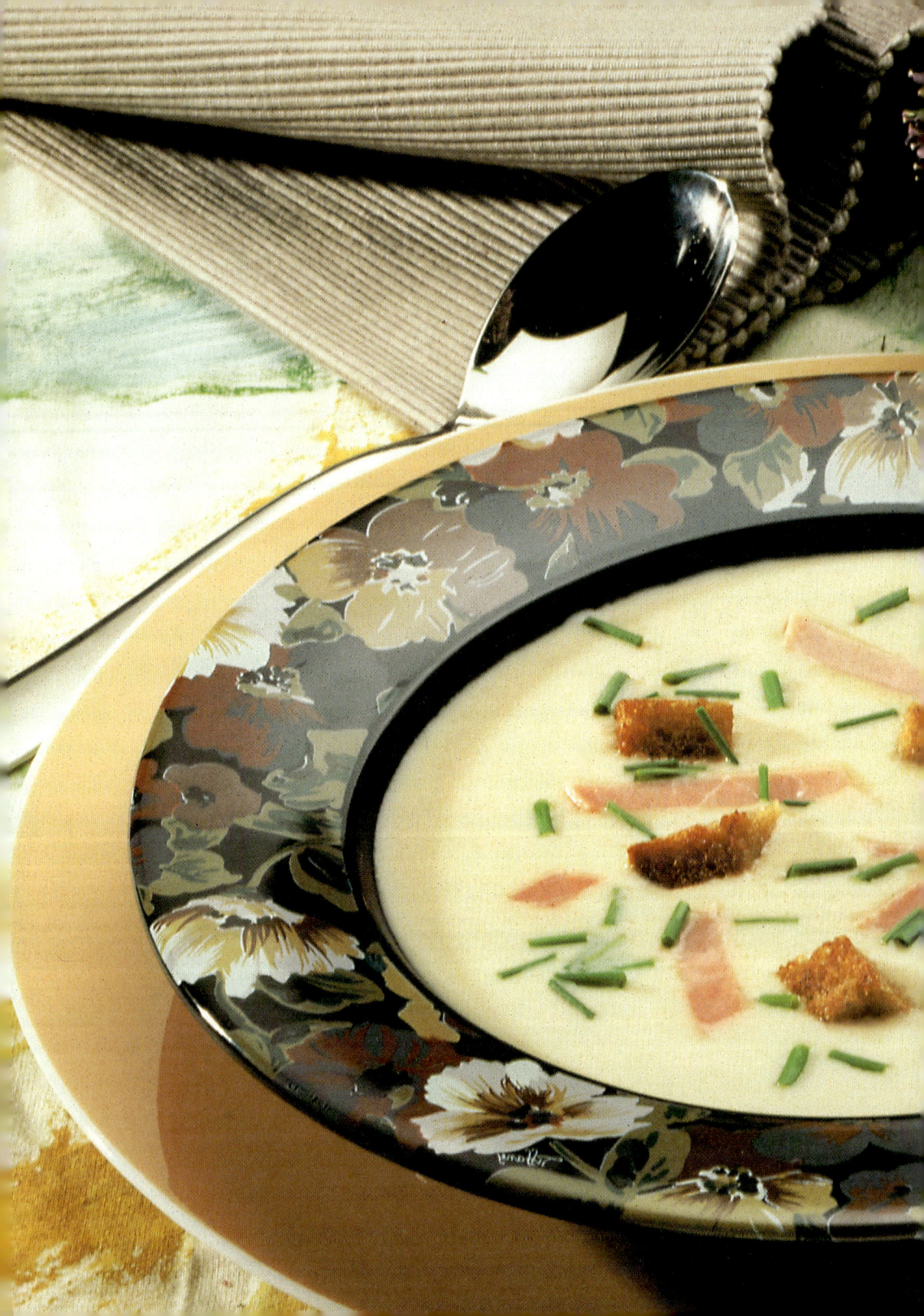

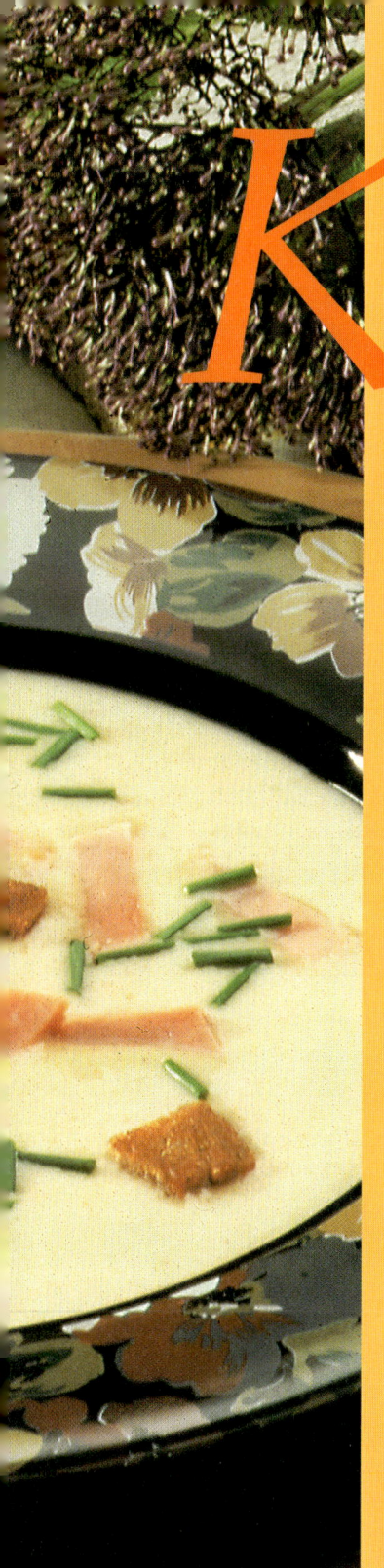

Kräftige Suppen & Soßen

Ob als kleine Zwischenmahlzeit oder als vollwertige Hauptmahlzeit – Suppen kann man heute in so vielen Varianten zubereiten, daß bestimmt für jeden Geschmack etwas dabei ist. Der große Vorteil für Diabetiker, die die BE berechnen müssen, ist, daß bei Suppen aus frischem Gemüse das Gemüse unberechnet bleibt. Sind zudem Hülsenfrüchte mit im Spiel, bleiben Sie lange satt. Hier können Sie also ohne schlechtes Gewissen richtig »zuschlagen«. Eine herzhafte Alternative zu dem herkömmlichen Einerlei auf Brot bieten Ihnen unsere frischen Brotbeläge, von denen manche auch als Dip zu Kartoffeln oder Rohkost geeignet sind.

Holsteiner Schlemmersuppe

4 Personen

6 Scheiben Roggenmischbrot

40 g Sonnenblumen-margarine

1 l Fleischbrühe

60 g Schlagsahne

40 g geriebener Gouda

fluoridiertes Jodsalz

4 Scheiben gekochter Schinken

Pfeffer

Schnittlauch

1 Das Roggenmischbrot würfeln. Die Margarine erhitzen, und das Brot darin anrösten. Ein Drittel des gerösteten Brotes herausnehmen und zur Seite stellen.

2 Den Rest des gerösteten Brotes mit der Brühe auffüllen, kurz aufkochen lassen und dann mit einem Pürierstab zerkleinern.

3 Die Sahne mit dem geriebenen Käse verrühren, in die Suppe geben und mit Salz und Pfeffer kräftig abschmecken.

4 Den gekochten Schinken in Stücke schneiden, in die Suppe geben und kurz erhitzen. Den Schnittlauch waschen, trockentupfen und in feine Röllchen schneiden.

5 Die Suppe in die Suppenteller füllen und mit dem gerösteten Brot und den Schnittlauchröllchen bestreut servieren.

Eine Portion enthält:
401 Kilokalorien / 1679 Kilojoule; 13,8 g Eiweiß;
27 g Fett; 25 g Kohlenhydrate; 5 g Ballaststoffe; 2 BE

Seite 50 Holsteiner Schlemmersuppe

Steckrübeneintopf

1 Das sichtbare Fett an dem Fleisch abschneiden. Danach das Fleisch mit einem Küchenpapier trockentupfen und in Würfel schneiden.

2 Die Zwiebel schälen, in Spalten schneiden und würfeln. Den Thymian waschen, trockentupfen und die Blättchen von den Stielen zupfen.

3 Das Butterschmalz in einem Bratentopf erhitzen. Wenn das Schmalz heiß genug ist, das Fleisch unter mehrmaligem Wenden rundherum darin anbraten, bis es eine knusprige Farbe hat.

4 Die gewürfelten Zwiebeln dazugeben und glasig dünsten. Das Fleisch mit Weißwein und Brühe ablöschen. Thymian, Jodsalz und Pfeffer dazugeben, und alles zugedeckt 50 Minuten garen lassen.

5 Die Steckrübe waschen, schälen, in Scheiben schneiden und würfeln. Die Äpfel waschen, nicht schälen und in Spalten schneiden. Die Möhren waschen, putzen und ebenfalls in Scheiben schneiden.

6 Das klein geschnittene Gemüse, die Äpfel, den Zitronensaft und die Zitronenschale während der letzten 15 Minuten Garzeit zum Fleisch geben und mitkochen lassen. Nach Ende der Garzeit das Gericht mit den Gewürzen herzhaft abschmecken.

Eine Portion enthält:

414 Kilokalorien / 1733 Kilojoule; 21 g Eiweiß; 21 g Fett; 25 g Kohlenhydrate; 11 g Ballaststoffe; 0,5 BE

Zutaten
400 g Schweinenacken ohne Knochen
100 g Zwiebeln
1 Bund frischer Thymian
25 g Butterschmalz
125 ml trockener Weißwein
500 ml Gemüsebrühe
fluoridiertes Jodsalz
Pfeffer
Curry
1 Steckrübe (1 Kg)
250 g Möhren
250 g säuerliche Äpfel (z. B. Elstar)
abgeriebene Schale und Saft einer Zitrone

2 Personen

1 Zwiebel
1 Knoblauchzehe
2 Staudensellerie
1 EL Sonnenblumenöl
2 TL Oregano
500 ml Gemüsebrühe
1 mittelgroße Kartoffel
300 g Tomaten
Tabasco
Pfeffer
fluoridiertes Jodsalz
Basilikum
Petersilie
1 EL Leinsamen

Hinweis

für Typ I Diabetiker: Kartoffeln, Reis oder Nudeln müssen nach BE berechnet werden.

Tomaten-Kartoffel-Minestrone

1 Die Zwiebel schälen und in feine Würfel schneiden, die Knoblauchzehe schälen und fein hacken. Den Staudensellerie waschen und in Stücke schneiden.

2 Sonnenblumenöl in eine Pfanne geben, und die Selleriestücke mit dem Oregano, den Knoblauch- und Zwiebelwürfeln darin 5 Minuten dünsten. Mit der Gemüsebrühe aufgießen.

3 Die Kartoffel schälen, waschen und würfeln. Ebenso die Tomaten waschen, den Strunk entfernen, und das Fruchtfleisch in kleine Stücke würfeln.

4 Die Kartoffeln und die Tomaten zu den übrigen Zutaten in die Pfanne geben und 30 Minuten garen.

5 Nach Ende der Garzeit die Minestrone mit den Gewürzen pikant abschmecken, und die gewaschenen und gehackten Kräuter darüberstreuen. Das Gericht mit Leinsamen bestreut servieren.

Eine Portion enthält:
168 Kilokalorien / 700 Kilojoule; 5 g Eiweiß; 10 g Fett; 15 g Kohlenhydrate ; 7 g Ballaststoffe; 0,5 BE (Das Gemüse bleibt unberechnet)

Tip
Suppen haben schon allein aufgrund ihres hohen Wassergehaltes relativ wenig Kalorien. Wenn Sie die BEs berechnen müssen, kochen Sie Reis oder Nudeln extra ab und geben Ihre Portion direkt auf den Teller.

Mediterraner Linseneintopf

2 Personen

1 Die Linsen zwei Stunden in Wasser einweichen.
Danach das Einweichwasser wegschütten, und die
Linsen in der Gemüsebrühe ca. 15 Minuten »al dente«
– bißfest – garen.

2 Die Zwiebel und den Knoblauch schälen und
fein würfeln. Von dem Lauch die äußerste Schale und
eventuell. oben vom Grün etwas abschneiden.
Die Lauchstange der Länge nach halbieren und unter
fließend kaltem Wasser gründlich waschen. Den
Lauch der Breite nach in Streifen schneiden.

3 Die Tomate waschen, die Möhre waschen und
schälen, und alles in mundgerechte Stücke schneiden.

4 Das Olivenöl in einer Pfanne erhitzen. Nacheinander
die gewürfelte Zwiebel, die Möhrenscheiben, den gewürfelten Knoblauch, die Lauchstücke und zum Schluß
die Tomatenviertel unter Rühren darin anschwitzen.
Mit dem Tomatenmark und den in der Gemüsebrühe
gegarten Linsen aufgießen.

5 Den Linseneintopf mit Salz, Pfeffer und Majoran
abschmecken und vor dem Servieren mit feinen Schafs-
käsewürfeln bestreuen und vorsichtig unterziehen.

Eine Portion enthält:
**412 Kilokalorien / 1716 Kilojoule; 34 g Eiweiß; 12 g Fett;
53 g Kohlenhydrate; 13 g Ballaststoffe;
0 BE (Wie alle Gemüsesorten bleiben auch Hülsenfrüchte unberechnet)**

Zutaten
½ mittelgroße Zwiebel
2 EL Tomatenmark
1 TL Olivenöl
½ Möhre
½ Lauchstange
½ Knoblauchzehe
2 Tomaten
Gemüsebrühe
75 g Linsen (Trockengewicht)
fluoridiertes Jodsalz
Pfeffer
Majoran
30 g Schafskäse

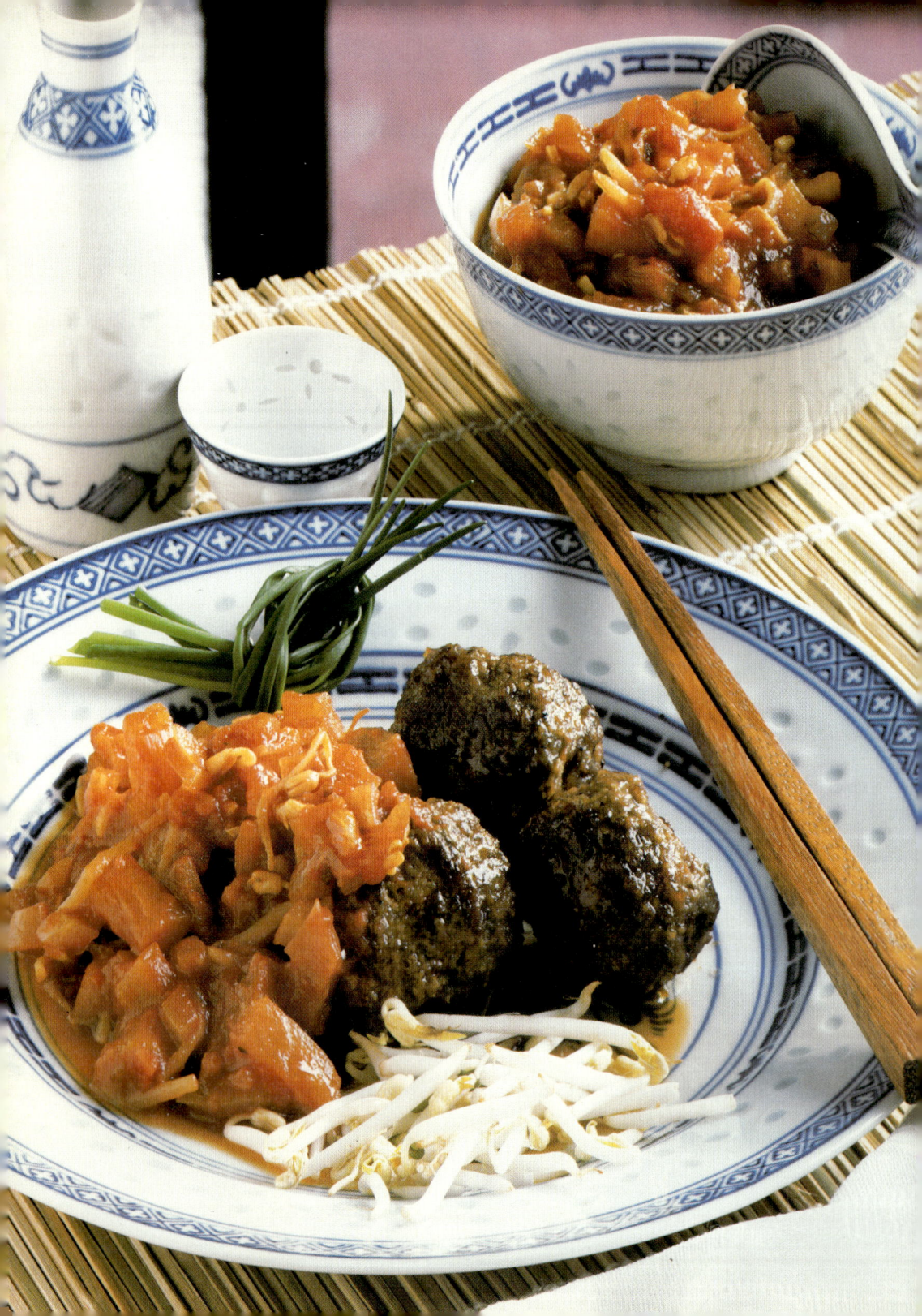

Würzige Tomatengrillsoße

1 Die Zwiebeln schälen und fein hacken. Das Olivenöl erhitzen, und die Zwiebelwürfel darin glasig dünsten. Die Tomaten waschen, vierteln und zu den Zwiebeln geben. Den Weißwein, den Süßstoff und das Tomatenmark einrühren, und das Ganze zu einem dicken Brei einkochen lassen. Mit Salz und Pfeffer würzen. Die eingekochte Tomatenmasse durch ein feines Sieb passieren, danach die grünen Pfefferkörner untermengen. Diese Soße kann warm oder kalt zu gegrilltem Fleisch, Fisch oder Gemüse gegessen werden.

Eine Portion enthält:
94 Kilokalorien / 397 Kilojoule; 2 g Eiweiß; 5 g Fett;
8 g Kohlenhydrate; 4 g Ballaststoffe; 0 BE

2 mittelgroße Zwiebeln
2 EL Olivenöl
1 kg Tomaten
6 EL trockener Weißwein
flüssiger Süßstoff nach Geschmack
2 EL Tomatenmark (3fach konzentriert)
1 TL fluoridiertes Jodsalz
1 TL weißer Pfeffer
3 TL grüne Pfefferkörner

Süß-Saure Soße

1 Ananas und Sojakeimlinge in einen Topf geben. Die Zwiebel und die Knoblauchzehe schälen und sehr fein hacken. Zusammen mit allen übrigen Zutaten mit in den Topf geben, und alles 10 bis 15 Minuten unter gelegentlichem Umrühren bei schwacher Hitze einkochen lassen. Die Soße hält sich im Kühlschrank maximal eine Woche und paßt auch sehr gut zu Gegrilltem.

Eine Portion enthält:
76 Kilokalorien / 313 Kilojoule; 2 g Eiweiß; 2 g Fett;
16 g Kohlenhydrate; 4 g Ballaststoffe
1 BE (Das Gemüse bleibt unberechnet)

Süß-Saure Soße

340 g Ananasstücke (ohne Zucker eingemacht oder frisch)
50 g Sojakeimlinge
1 kleine Zwiebel
1 Knoblauchzehe
100 g passierte Tomaten
2 EL Tomatenmark
2 EL trockener Weißwein
1 EL Sojasoße
Süßstoff
1 TL Zitronensaft
fluoridiertes Jodsalz
1 EL Schnittlauchröllchen

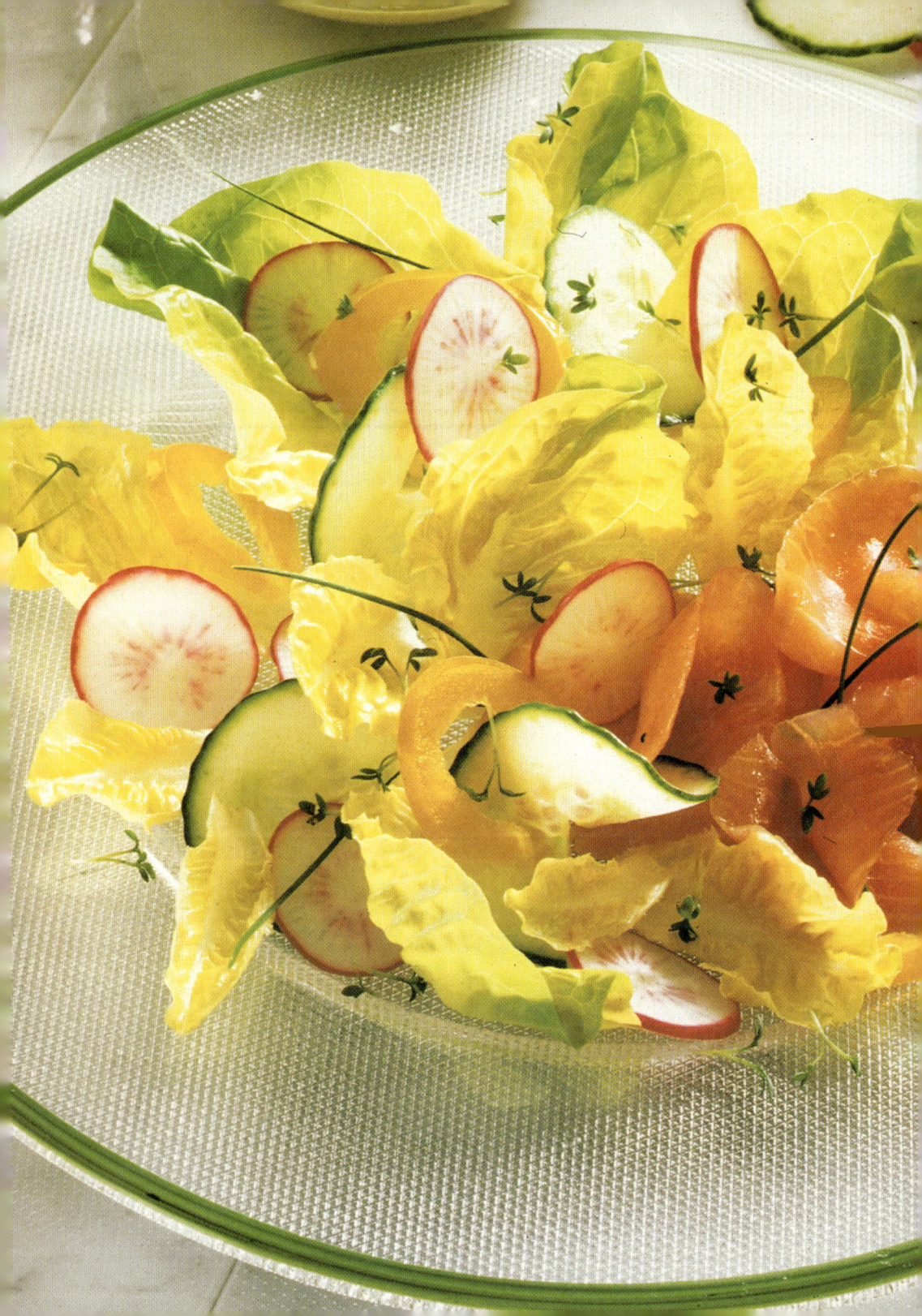

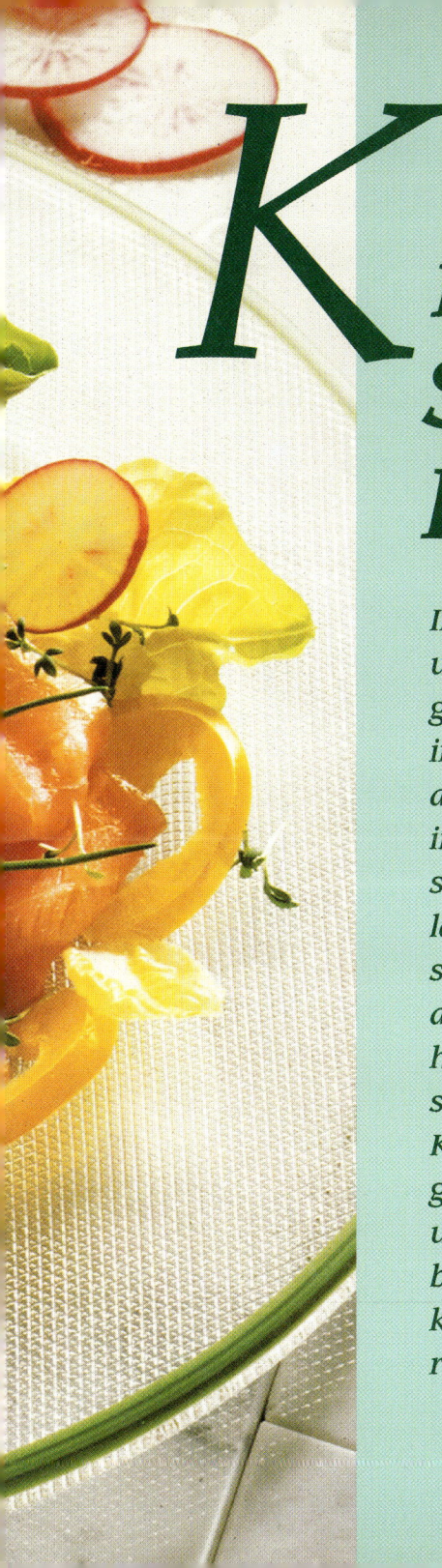

Knackige Salate & Brotbeläge

Im Gegensatz zu Süßigkeiten sind Salate und Rohkost optimal für Diabetiker geeignet. Das gilt aber nur, wenn sie nicht in schweren Mayonnaisesaucen oder anderen »Fettbomben« schwimmen. Die in den Salaten enthaltenen Ballaststoffe sorgen für eine angenehme sowie lang anhaltende Sättigung. Sie verlangsamen die Blutzuckersteigerung der anderen, anrechnungspflichtigen Kohlenhydratträger, d. h. die Blutzuckersteigerung ist langsamer, wenn zu den Kartoffeln oder zum Brot ein Salat gegessen wird. Gemüse, Hülsenfrüchte und Salat brauchen nicht nach BE berechnet werden. Übergewichtige können bei der Verwendung von kalorienreduzierten Dressings richtig zugreifen.

4 Personen

1 Kopfsalat
½ Salatgurke
1 Bund Radieschen
1 gelbe Paprikaschote
100 g Räucherlachs
½ Beet Kresse
½ Bund Schnittlauch
100 ml Kaffeesahne
2 EL mittelscharfer Senf
Saft einer halben Zitrone
frischer Dill
Süßstoff
fluoridiertes Jodsalz
Pfeffer

Gemischter Salat mit Senf-Sahnesoße

1 Den Salat waschen, trockenschleudern und in mundgerechte Stücke zerpflücken. Die Gurke schälen und in Scheiben schneiden. Die Radieschen putzen, waschen und ebenfalls in dünne Scheiben schneiden. Die Paprikaschote gründlich waschen, das Kerngehäuse entfernen und in dünne Ringe schneiden.

2 Das Gemüse und den Salat auf vier Teller verteilen. Mit Kresse und dem in Scheibchen geschnittenen Räucherlachs garnieren. Die Kaffeesahne mit Senf und Zitronensaft verrühren, mit Süßstoff, Salz und Pfeffer abschmecken. Die Senf-Sahnesoße zu dem Salat servieren. Mit frischem Dill garnieren.

Eine Portion enthält:
105 Kilokalorien / 441 Kilojoule; 8 g Eiweiß; 6 g Fett; 5 g Kohlenhydrate; 2 g Ballaststoffe 0 BE (Das Gemüse bleibt unberechnet)

Tip
Fertigsoßen, Dressings und Soßenbinder sollten kein Bestandteil einer gesunden Ernährung für Diabetiker sein. Salate müssen nicht in Mayonnaise ertränkt werden. Joghurt-, Kefir-, Buttermilch- oder Dickmilchdressings, die Sie nach unserem Grundrezept leicht herstellen können, machen Salate zu leckeren »Schlankmachern«. Ketchup ist eine Art Tomatenkonfitüre mit reichlich Zucker und daher für Diabetiker nicht geeignet. Versuchen Sie einmal unsere Würzsoßen zu Gegrilltem.

Seite 58 Gemischter Salat mit Senf-Sahne-Soße

Chinakohl in Orangensoße

1 Das fluoridierte Jodsalz mit dem Zitronensaft vermischen. Den Joghurt, die gewaschene und gehackte Petersilie sowie den Meerrettich unterrühren und mit Pfeffer abschmecken.

2 Die Pinien- bzw. Sonnenblumenkerne »trocken«, d. h. ohne Fettzugabe, in der Pfanne leicht anrösten.

3 Die Orange schälen und filetieren, indem man mit einem spitzen Messer unter die Haut fährt und sie ablöst. Den dabei austretenden Saft unter die Sauce mischen.

4 Die Blätter des Chinakohls ablösen und unter fließendem Wasser abspülen. Die Blätter aufeinanderlegen und in sehr feine Streifen schneiden.

5 Die Chinakohlstreifen mit den Orangenfilets vermischen und in zwei Schälchen anrichten. Die Orangensauce über den Salat geben und mit den gerösteten Pinien- bzw. Sonnenblumenkernen bestreuen.

Eine Portion enthält:
84 Kilokalorien / 350 Kilojoule; 4 g Eiweiß; 3 g Fett;
10 g Kohlenhydrate; 4 g Ballaststoffe
0,5 BE (Der Chinakohl bleibt unberechnet)

Tip
Anstatt Chinakohl können Sie auch Eisberg-, Feld- oder Endiviensalat verwenden. Als Abwandlung verwenden Sie anstelle von Orangenfilets einmal Grapefruitfilets oder Mandarinenspalten.

---

wenig fluoridiertes Jodsalz

1 EL Zitronensaft

2 EL Naturjoghurt
1,5 % Fett (50 g)

etwas frisch geriebener Meerrettich

frische Petersilie

schwarzer Pfeffer

1 EL Pinienkerne oder Sonnenblumenkerne

1 große Orange

200 g Chinakohl

Pikanter Rohkostteller

1 Bund Radieschen
200 g Kohlrabi
1 mittelgroße Zwiebel
1 Eisberg-, Endivien-, oder Kopfsalat
1 Bund Schnittlauch
1 Becher Joghurt 1,5 % Fett (150 g)
10 g Sonnenblumenöl
1 TL mittelscharfer Senf
Zitronensaft
Pfeffer, wenig fluoridiertes Jodsalz
Süßstoff

1 Die Radieschen waschen und in dünne Scheiben schneiden. Den Kohlrabi schälen, in feine Stifte schneiden. Die Zwiebel würfeln. Salat waschen, abtropfen lassen, in grobe Stücke zerpflücken. Salatblätter auf einer Platte anrichten. Darauf Radieschen, Kohlrabi und Zwiebelwürfel geben. Schnittlauch in Röllchen schneiden. Den Joghurt, mit Öl, Senf und Schnittlauch glattrühren und mit Zitronensaft, Pfeffer und wenig Jodsalz abschmecken. Die Soße über die Salate geben.

Eine Portion enthält:
64 Kilokalorien / 267 Kilojoule; 4 g Eiweiß; 3 g Fett; 4 g Kohlenhydrate; 1 g Ballaststoffe
0 BE (Das Gemüse bleibt ohne Berechnung)

Sauerkrautsalat

2 Blätter grüner Salat zum Anrichten
150 g Sauerkraut
100 g Apfel
100 g Birne
1 kleine Zwiebel
2 EL Zitronensaft
flüssiger Süßstoff nach Belieben
schwarzer Pfeffer

1 Die Salatblätter waschen. Den Apfel und die Birne waschen, in Stücke schneiden. Das Sauerkraut mit einer Gabel zerpflücken und mit den Apfel- und Birnenstückchen vermengen. Zwiebel schälen und würfeln. Zusammen mit Zitronensaft, flüssigem Süßstoff und Pfeffer vermengen und unter das Sauerkraut-Obst-Gemisch geben. Den Salat auf den vorbereiteten Salatblättern anrichten.

Eine Portion enthält:
65 Kilokalorien / 272 Kilojoule; 2 g Eiweiß; 1 g Fett; 15 g Kohlenhydrate; 5 g Ballaststoffe; 0 BE

Sauerkrautsalat

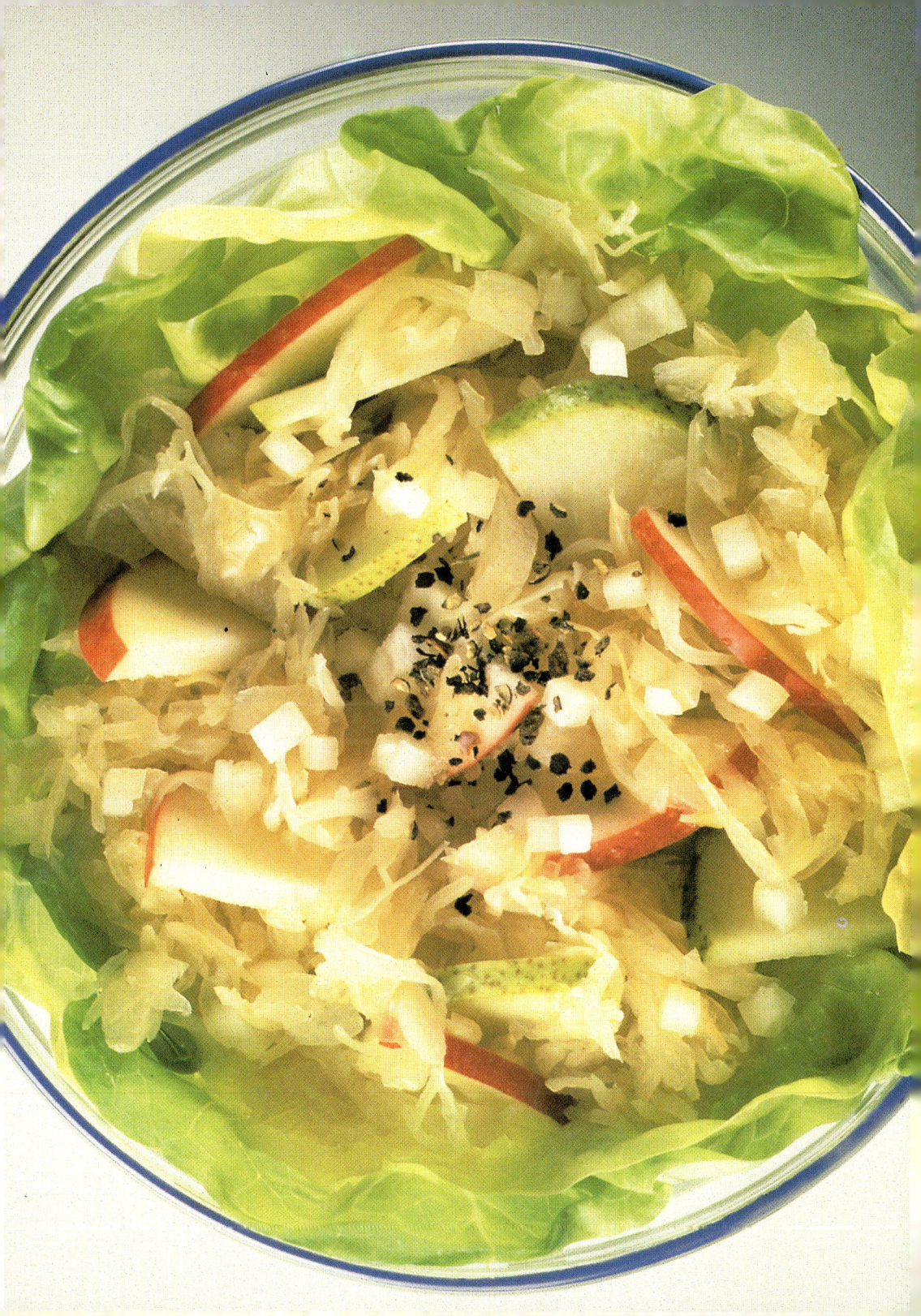

Feldsalat mit Champignons & Hummerkrabben

4 Personen

200 g Feldsalat
1 l Wasser
1 TL fluoridiertes Jodsalz
1 Zitrone
2 große Hummerkrabben (à 100 g)
100 g frische Champignons
1 Scheibe Vollkorn-Toastbrot
½ kleine Knoblauchzehe
½ Becher saure Sahne
2 EL Sahne

1 Feldsalat waschen. Wasser mit Salz und dem Saft einer ½ Zitrone aufkochen, Hummerkrabben darin garen, anschließend puhlen, in Stücke schneiden und mit Zitronensaft beträufeln. Champignons in Scheiben schneiden. Brotscheibe toasten und würfeln. Feldsalat, Hummerstücke und Champignonscheiben anrichten und mit den Croutons bestreuen. Knoblauch schälen und zerdrücken, mit 2 EL Sahne, etwas Zitrone und saurer Sahne verrühren und über den Salat geben.

Eine Portion enthält:

110 Kilokalorien / 457 Kilojoule; 12 g Eiweiß; 5 g Fett; 4 g Kohlenhydrate; 1 g Ballaststoffe; 0 BE (Das Gemüse bleibt unberechnet)

Krabben auf Fenchelsalat

2 Personen

1 Fenchelknolle
50 g Krabben (frisch oder tiefgekühlt)
50 g Dickmilch (1,5 %)
je 1 TL Sojaöl, Sherryessig
Pfeffer, Jodsalz
1 EL frisch gehackte Korianderblätter oder Petersilie
1 Zitrone
1 Vollkornbrötchen

1 Die Fenchelknolle putzen und in dünne Scheiben schneiden, das Grün beiseite legen. Die Fenchelscheiben auf einem Teller zusammen mit den Krabben anrichten. Dickmilch mit Öl, Essig und Gewürzen verrühren, pikant abschmecken und darüber geben. Mit Zitronenspalten und dem Fenchelgrün garnieren, mit dem Vollkornbrötchen servieren.

Eine Portion enthält:
297 Kilokalorien / 1238 Kilojoule; 19 g Eiweiß; 8 g Fett; 33 g Kohlenhydrate; 9 g Ballaststoffe; 2 BE

Rotkohlsalat mit Apfel

2 Personen

1 Den Rotkohl fein raffeln und stampfen. Den Apfel waschen, nicht schälen, raffeln und mit dem Rotkohl vermischen.

2 Aus dem Joghurt mit Öl, Zitronensaft, fluoridiertem Jodsalz, Pfeffer, Zimt und Süßstoff eine Marinade herstellen und über den Salat geben. Den Salat vor dem Anrichten im Kühlschrank gut durchziehen lassen.

Eine Portion enthält:
87 Kilokalorien / 360 Kilojoule; 3 g Eiweiß; 3 g Fett; 13 g Kohlenhydrate; 4 g Ballaststoffe
1 BE (Der Rotkohl bleibt unberechnet)

150 g Rotkohl (frisch)
150 g Apfel (z. B. Boskop)
100 g Naturjoghurt (1,5 % Fett)
2 TL Walnußöl
Zitronensaft
fluoridiertes Jodsalz
Pfeffer
Zimt
Süßstoff nach Geschmack

Karotten-Apfel-Rohkost

2 Personen

1 Aus dem Landrahm, dem Öl und Zitronensaft eine einheitliche Salatsoße herstellen. Die Soße mit Salz, Pfeffer und Süßstoff nach Geschmack abschmecken.

2 Die Karotten waschen, schälen und fein raspeln. Die Äpfel waschen und ebenfalls grob raspeln. Die Petersilie waschen und fein wiegen. Die Karotten und die Äpfel unter die Salatsoße mischen. Den Salat mit der fein gehackten Petersilie bestreuen.

Eine Portion enthält:
108 Kilokalorien / 450 Kilojoule; 2 g Eiweiß; 6 g Fett; 12 g Kohlenhydrate; 5 g Ballaststoffe;
0,5 BE (Die Karotten bleiben unberechnet)

2 EL Landrahm
1 EL Walnußöl
Zitronensaft
fluoridiertes Jodsalz
Pfeffer
Süßstoff
200 g Karotten
100 g Äpfel
Petersilie

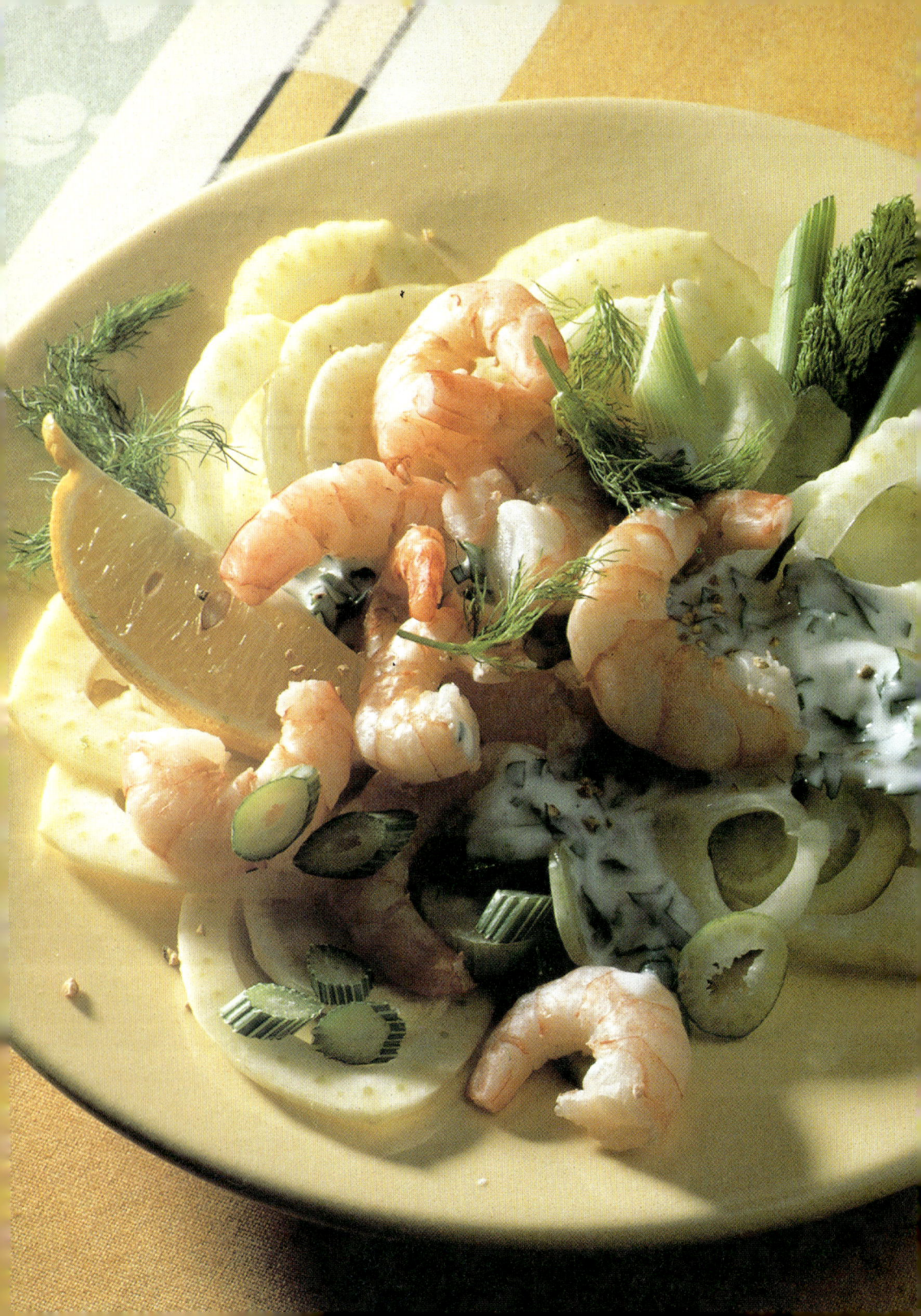

Rettichsalat mit Tomaten und Gurke

1 Rettich, Gurke und Tomaten waschen. Den Rettich und die Gurke schälen, dünn raspeln. Tomaten in Achtel schneiden. Die Petersilie waschen und hacken.

2 Für die Salatsoße den Zitronensaft mit dem Naturjoghurt, Essig und Öl glattrühren. Anschließend die Gewürze dazugeben. Den Schnittlauch waschen, in feine Röllchen schneiden und unter die Soße heben. Zuletzt fein gehackte Basilikumblättchen in die Salatsoße einrühren.

3 Die fertige Salatsoße über das Gemüse geben. Alles gut miteinander vermengen und vor dem Servieren ungefähr 30 Minuten durchziehen lassen.

Eine Portion enthält
73 Kilokalorien / 304 Kilojoule; 2 g Eiweiß; 4 g Fett; 7 g Kohlenhydrate; 2 g Ballaststoffe; 0 BE

Tip

Das ewige, kalorien- und fettreiche Einerlei aus Leberwurst, Salami oder Fleischwurst läßt sich lecker und kalorienarm ersetzen. Nicht nur die Auswahl des richtigen Belages ist wichtig, sondern auch das Brot. Optimal für Diabetiker und auch alle, die sich gesund ernähren möchten, ist Vollkornbrot. Weißbrot, Toastbrot, Semmeln, Baguette, Grau- oder Mischbrot hingegen haben eine ungünstige Auswirkung auf den Blutzuckerspiegel und sättigen weniger als Grahambrot, Vollkornbaguette, Schrotbrötchen, Pumpernickel oder andere Vollkornbrotsorten.

Krabben auf Fenchelsalat (Rezept auf S. 64)

---

1 Person

1 großer Rettich (300 g)
½ Salatgurke (300 g)
3 Tomaten
1 Bund Petersilie
Saft einer halben Zitrone
150 g Naturjoghurt (1,5 % Fett)
2 EL Essig
2 EL Sonnenblumenöl
fluoridiertes Jodsalz
schwarzer Pfeffer
flüssiger Süßstoff
1 Bund Schnittlauch
frisches Basilikum

2 Personen

100 g Camembert
(30 % Fett i. Tr.)
50 g Zwiebel
125 g Frischkäse
(50 % Fett i. Tr.)
Pfeffer
Paprika edelsüß

Bayerischer Camembert

1 Den Camembert in Würfel schneiden. Die Zwiebel schälen und fein würfeln. Die Zwiebelwürfel mit dem Käse vermengen, alles mit einer Gabel zerdrücken. Den Frischkäse zu der Käsemischung geben.

2 Den Käse mit Pfeffer und viel Paprika herzhaft würzen — die Mischung sollte eine rötliche Färbung erhalten.

3 Vor dem Anrichten den Camembert etwa 15 Minuten durchziehen lassen.

Eine Portion enthält:
280 Kilokalorien / 1180 Kilojoule; 20 g Eiweiß;
21 g Fett; 4 g Kohlenhydrate; 1 g Ballaststoffe
0 BE (Keine BE-berechneten Zutaten enthalten)

Tip
Die Verwendung von Salz ist bei diesem Rezept überflüssig, da die Zutaten ausreichend gesalzen sind und die Gewürze sowie die Zwiebel hier das »Salz« im Rezept darstellen. Eine Portion reicht für zwei bis drei Scheiben Vollkornbrot oder zwei Vollkornbrötchen.

Griechischer Gurken-joghurt »Zaziki«

2 Personen

1 Die Knoblauchzehe schälen und fein hacken. Den Quark mit dem Naturjoghurt verrühren. Die Mischung mit wenig Salz, Pfeffer und Obstessig pikant abschmecken.

2 Die Gurke schälen und kurz unter Wasser abspülen. Von der Gurke einige Scheiben zum Garnieren beiseite legen. Die restliche Gurke auf der Gemüsereibe in die Quark-Joghurtmasse reiben.

3 Den Dill waschen und fein hacken, unter die Masse heben. Vor dem Servieren das Zaziki mit den restlichen Gurkenscheiben garnieren.

Zutaten
1 Knoblauchzehe
wenig fluoridiertes Jodsalz
Pfeffer
150 g Magerquark
50 g Naturjoghurt (1,5 % Fett)
etwas Obstessig
½ Salatgurke
¼ Bund Dill

Eine Portion enthält:
70 Kilokalorien / 295 Kilojoule; 11 g Eiweiß; 1 g Fett; 5 g Kohlenhydrate; 0 g Ballaststoffe; 0 BE (Keine BE-berechneten Zutaten enthalten)

Tip
Den Gurkenjoghurt können Sie auch als Soße zu Gemüse, Fleisch oder Fisch reichen. Eine Portion reicht für zwei bis drei Scheiben Vollkornbrot oder zwei Vollkornbrötchen.

2 Personen

40 g Magerquark

2 El Milch (1,5 % Fett)

wenig fluoridiertes
Jodsalz

Pfeffer

100 g Radieschen

1 El Schnittlauchröllchen

Radieschenquark

1 Den Magerquark mit der Milch glattrühren und mit wenig Salz sowie Pfeffer abschmecken. Die Radieschen putzen, waschen und grob raspeln. Auf dem angemachten Quark verteilen.

2 Den Schnittlauch waschen, trockenschütteln und in feine Röllchen schneiden. Die Röllchen über den Quark streuen.

Eine Portion enthält:
30 Kilokalorien / 109 Kilojoule; 4 g Eiweiß; 0 g Fett;
3 g Kohlenhydrate; 1 g Ballaststoffe;
0 BE (Keine BE-berechneten Zutaten enthalten)

1 Person

125 g Apfel
(z. B. Braeburn)

125 g Magerquark

1 EL gehackte
Rosinen (10 g)

Zimt

1 Prise Nelkenpulver

Süßstoff

Zitronensaft

2 Scheiben
Grahambrot (80 g)

Grahambrot mit Apfelquark

1 Den Apfel waschen, entkernen und in kleine Stifte schneiden.

2 Den Quark mit dem Zitronensaft verrühren, nach Geschmack mit Süßstoff abschmecken. Die Apfelstifte und die gehackten Rosinen unter den Quark rühren. Mit etwas Zimt und Nelkenpulver abschmecken.

3 Die Grahambrotscheiben mit dem Apfelquark bestreichen.

Eine Portion enthält:
330 Kilokalorien / 1380 Kilojoule; 23 g Eiweiß; 1 g Fett;
55 g Kohlenhydrate; 6 g Ballaststoffe; 4,5 BE

Käse-Birnen-Brot

1 Die Brotscheibe mit Butter oder Margarine bestreichen, mit dem Schnittkäse belegen. Die Birne waschen, vierteln, entkernen und längs in Spalten schneiden. Das Käsebrot damit belegen und mit den gewaschenen Zitronenmelisseblättchen garnieren.

Eine Portion enthält:
340 Kilokalorien / 1420 Kilojoule; 13 g Eiweiß;
15 g Fett; 44 g Kohlenhydrate; 8 g Ballaststoffe; 3,5 BE

60 g Roggenvollkornbrot (1 Scheibe)

10 g Butter oder Sonnenblumenmargarine

30 g Schnittkäse (30 % Fett i. Tr., z. B. Gouda)

150 g Birne

3-4 Blättchen Zitronenmelisse

Kräuterfrischkäse

1 Den körnigen Frischkäse (z. B. Hüttenkäse) in eine Schüssel geben. Die Kräuter waschen, trockenschütteln und fein hacken. Die Kräuter mit dem Frischkäse verrühren, mit Salz und Pfeffer würzen. Den selbstgemachten Kräuterfrischkäse können Sie auf ein Vollkornbaguette (Rezept siehe Seite 116) streichen und mit einer frischen Salatgurke garnieren.

Eine Portion enthält:
30 Kilokalorien / 128 Kilojoule; 4 g Eiweiß; 1 g Fett;
1 g Kohlenhydrate; 0 g Ballaststoffe;
0 BE (Keine BE-berechneten Zutaten enthalten)

60 g körniger Frischkäse

2 EL gemischte Kräuter (z. B. Schnittlauch, Petersilie, Basilikum, Borretsch)

fluoridiertes Jodsalz

Pfeffer

Tip
Der fertige Kräuterquark aus dem Kühlregal ist in der Regel mit Sahnequark hergestellt. Bereiten Sie Ihren Aufstrich kalorienärmer, preiswerter und schmackhafter selbst aus Magerquark, Hüttenkäse oder fettreduziertem Frischkäse zu.

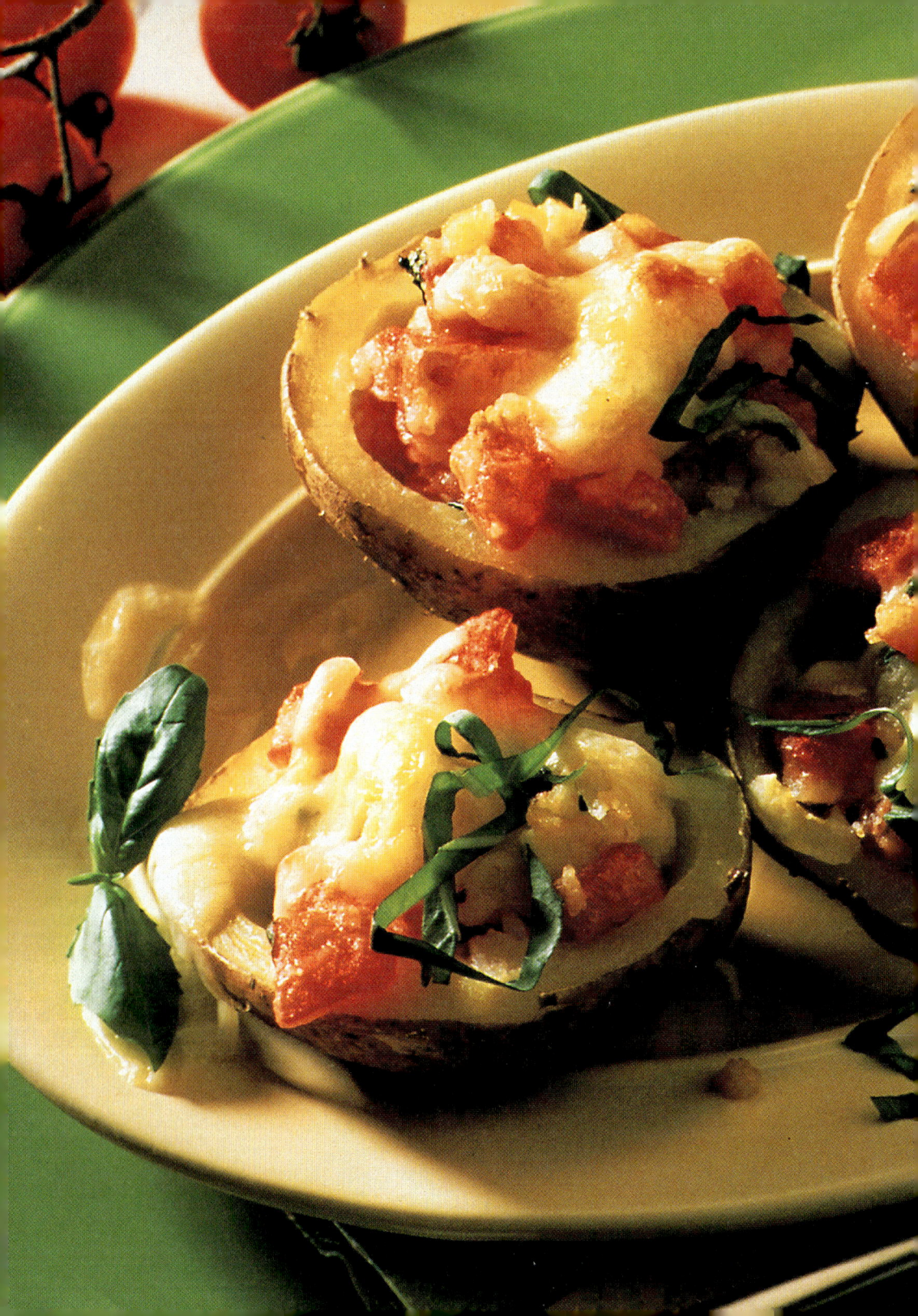

Vegetarische Hauptgerichte & Beilagen

Ein- bis zweimal wöchentlich ein leckeres vegetarisches Gericht ist eine wahre Vitamin-, Mineralstoff- und Ballaststoffbombe, ohne gleichzeitig zu B(a)uche zu schlagen. Besonders gut eignen sich aromatische Hülsenfrüchte oder gefüllte Gemüse wie Paprika, Gemüsezwiebeln, Zucchini, Auberginen, Kohlrabi oder Kartoffeln. Als Füllung eignen sich Naturreis, passiertes Gemüse, Pilze, Hüttenkäse, Weizenkörner-Mozzarella-Mischungen oder Hülsenfrucht-Knoblauch-Zwiebel-Mischungen.

Gemüse ist kalorien- und kohlenhydratarm, so daß alle Diabetiker hier bedenkenlos zugreifen dürfen.

4 Personen

4 feste Fleischtomaten (800 g)
100 g Zwiebel
1 Knoblauchzehe
400 g Spinat
125 g Mozzarella
20 g Semmelbrösel
20 g Butter oder Sonnenblumenmargarine
fluoridiertes Jodsalz
weißer Pfeffer
1 TL Olivenöl zum Ausfetten der Form

Tip

Sie können auch tiefgefrorenen Blattspinat verwenden.
Servieren Sie zu den gefüllten Tomaten Vollkornreis oder ein Gemüsereis-Risotto.

Gefüllte Fleischtomaten

1 Die Tomaten waschen und trockenreiben. Von den Tomaten vorsichtig einen Deckel abschneiden und die Früchte mit einem kleinen Löffel aushöhlen, das Fruchtfleisch beiseite legen. Die Tomaten mit der Öffnung nach unten auf einem Küchenpapier gut abtropfen lassen.

2 Die Zwiebel und den Knoblauch schälen und beides sehr fein hacken. Den frischen Spinat putzen und gründlich waschen, oder den Tiefkühlspinat nach Packungsanleitung auftauen lassen. In Salzwasser kurz blanchieren, abseihen und etwas ausdrücken. Den Mozzarella abtropfen lassen, in kleine Würfel schneiden und mit den Semmelbröseln vermischen.

3 Die Butter in der Pfanne zerlassen, die Zwiebel- und Knoblauchwürfelchen zugeben und unter Rühren glasig braten. Den Spinat zugeben, mischen und mit den Gewürzen abschmecken. Die Spinatmasse etwas abkühlen lassen. Eine feuerfeste Form mit dem Öl ausstreichen. Die Tomaten mit der Spinatmischung füllen und mit den gebröselten Mozzarellawürfeln belegen.

4 Die gefüllten Tomaten in die Form setzen. Die Tomatendeckel dazugeben. Im vorgeheizten Backofen bei 190 °C in 20-25 Minuten backen.

Eine Portion enthält:
190 Kilokalorien / 794 Kilojoule; 12 g Eiweiß; 11 g Fett; 13 g Kohlenhydrate; 6 g Ballaststoffe; 0,5 BE für die Semmelbrösel (Das Gemüse bleibt unberechnet)

Seite 72 Ofenkartoffeln mit Basilikum-Tomaten-Füllung

Ofenkartoffeln mit Basilikum-Tomaten-Füllung

1 Die Kartoffeln waschen, kochen, pellen und halbieren. Die Tomate waschen, die Haut kreuzweise einritzen. Tomate mit heißem Wasser überbrühen, enthäuten und würfeln. Die Knoblauchzehe schälen und zerdrücken oder sehr fein hacken.

2 Die gekochten Kartoffelhälften mit einem Löffel etwas aushöhlen. Die entnommene Kartoffelmasse mit einer Gabel zerdrücken, mit den Tomatenwürfeln, dem Knoblauch, dem Olivenöl und den Gewürzen mischen.

3 Die Basilikumblättchen kurz abspülen, trocken-schütteln und fein hacken. Das Basilikum zu der Kartoffelmasse geben und unterrühren. Die Masse in die Kartoffelhälften füllen. Den Käse reiben und darüber geben. Die Kartoffeln im vorgeheizten Backofen bei 200 °C überbacken, bis der Käse zerlaufen ist.

Eine Portion enthält:
293 Kilokalorien / 1225 Kilojoule; 14 g Eiweiß;
11 g Fett; 37 g Kohlenhydrate; 8 g Ballaststoffe
2,5 BE (Die Tomaten bleiben unberechnet)

Tip
Der Deutschen liebste Beilage ist und bleibt - leider ? - die Kartoffel. Sie sättigt deutlich besser als Reis oder Nudeln und hat im Vergleich den niedrigsten Kaloriengehalt, falls es nicht gerade Bratkartoffeln oder Pommes Frites sind. Eine besonders rasche Blutzuckersteigerung folgt nach Kartoffel-trockenprodukten wie Kartoffelpüree aus der Tüte.

1 Person

2 mittelgroße Kartoffeln
1 Fleischtomate
1 Knoblauchzehe
1 TL Olivenöl
1 EL Basilikum
fluoridiertes Jodsalz
Pfeffer
30 g Edamer
(30 % F. i. Tr.)

Hinweis

*für Typ I Diabetiker:
Kartoffeln werden aufgrund des hohen Stärkegehaltes nach BE berechnet.*

Für Typ II Diabetiker gilt, Kartoffeln sowie Nudeln und Reis auf Vollkornbasis sättigen hervorragend und gehören zu jedem Mittagessen.

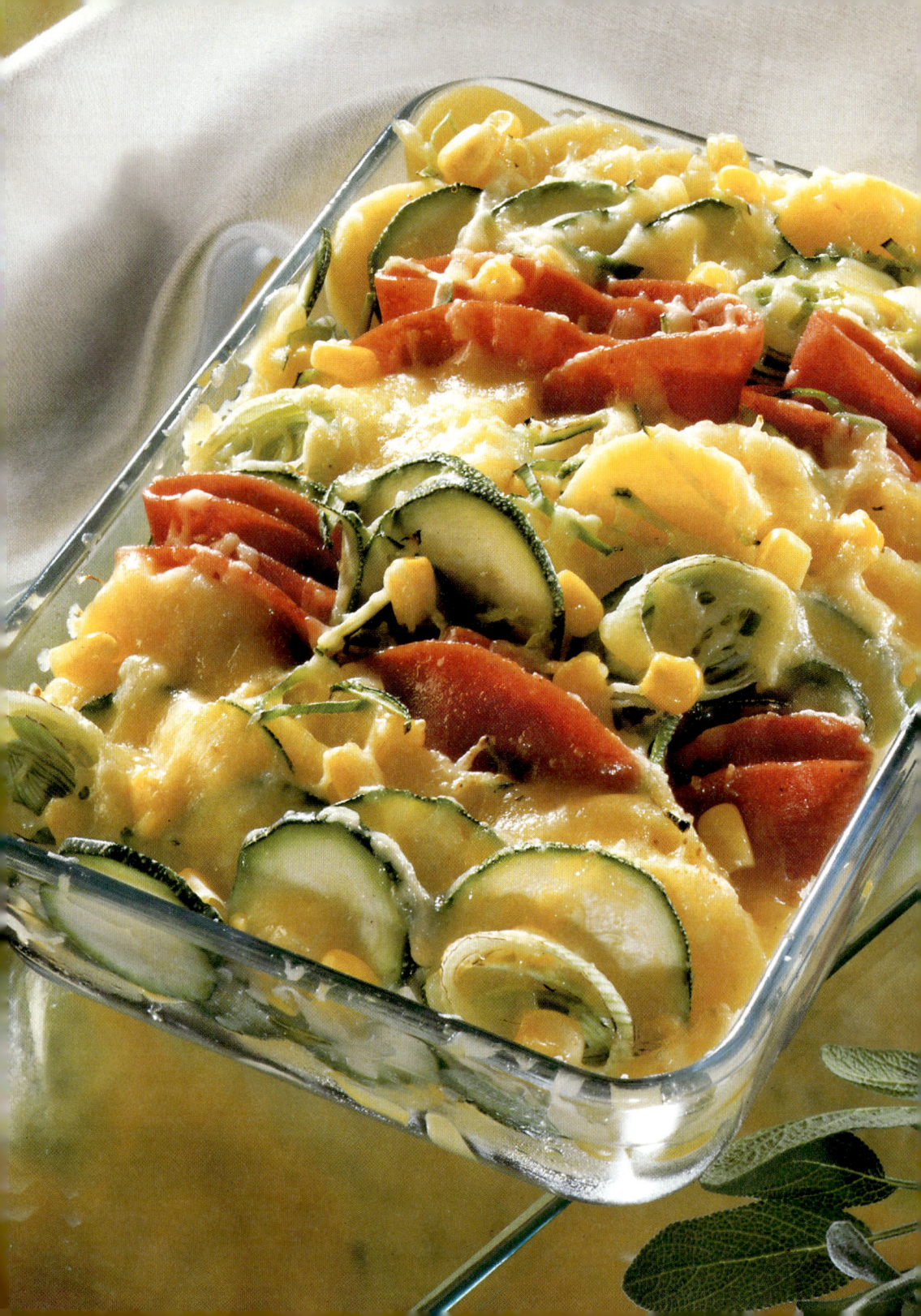

Kartoffel-Zucchini-Auflauf

1 Die Kartoffeln schälen, in wenig Salzwasser circa 15 Minuten vorgaren. Abkühlen lassen und in Scheiben schneiden.

2 Die Zucchini waschen, evtl. schälen und in Scheiben schneiden, die Tomaten waschen und achteln. Das Gemüse in einer mit wenig Distelöl ausgestrichenen, feuerfesten Form schichtweise anordnen.

3 Milch, Salz, Pfeffer und Muskat mit dem Ei verquirlen, über das Gemüse gießen. Den Käse reiben, darüberstreuen.

4 Den Auflauf im vorgeheizten Backofen bei 200 °C in circa 15 Minuten überbacken, bis der Käse knusprig braun ist.

Eine Portion enthält:
463 Kilokalorien / 1930 Kilojoule; 23 g Eiweiß;
19 g Fett; 50 g Kohlenhydrate; 11 g Ballaststoffe;
3,5 BE

250 g Kartoffeln
150 g Zucchini
2 große Tomaten
5 g Distelöl
3 EL fettarme Milch (1,5 % Fett)
fluoridiertes Jodsalz
Pfeffer
Muskat
1 Ei
20 g Hartkäse (45 % Fett i. Tr., z. B. Emmentaler)

Kartoffel-Zucchini-Auflauf

4 Personen

200 g Weißkohl
150 g Möhren
200 g Kartoffeln
100 g Lauch
100 g Zwiebeln
½ - ¾ l Fleisch- oder Gemüsebrühe
2 EL Leinöl
Pfeffer
fluoridiertes Jodsalz
1 EL Petersilie

Für das Röstbrot mit Leinöl

2 Scheiben Vollkornbrot
2 EL Leinöl
fluoridiertes Jodsalz
Pfeffer

Schlesischer Gemüsetopf & Röstbrot mit Leinöl

1 Zuerst das Gemüse vorbereiten. Den Weißkohl vierteln oder achteln, waschen und in Streifen schneiden. Die Möhren waschen, schälen und in Scheiben oder feine Stifte schneiden. Den Lauch waschen, längs halbieren und die einzelnen Schichten der Hälften gründlich unter fließendem Wasser abspülen. Die Lauchhälften in Scheiben schneiden. Die Zwiebeln schälen und fein würfeln.

2 Das Gemüse in einem Topf unter Rühren leicht andünsten, mit Brühe übergießen und die Gewürze zufügen. Alles zum Kochen bringen, dann bei kleiner Wärmestufe und geschlossenem Topf circa 15 Minuten garen.

3 Nach Ende der Garzeit den Eintopf herzhaft abschmecken und mit der gewaschenen und gehackten Petersilie bestreut anrichten.

4 Für das Röstbrot mit Leinöl die Vollkornbrotscheiben halbieren und ohne Fettzugabe in einer beschichteten Pfanne oder im Toaster rösten.

5 Die gerösteten Brotscheiben mit Leinöl beträufeln, mit Pfeffer und Salz würzen und zum Gemüsetopf servieren.

Eine Portion enthält:
425 Kilokalorien / 1777 Kilojoule; 10 g Eiweiß; 22 g Fett; 49 g Kohlenhydrate; 14 g Ballaststoffe; 3 BE

Schlesischer Gemüsetopf & Röstbrot mit Leinöl

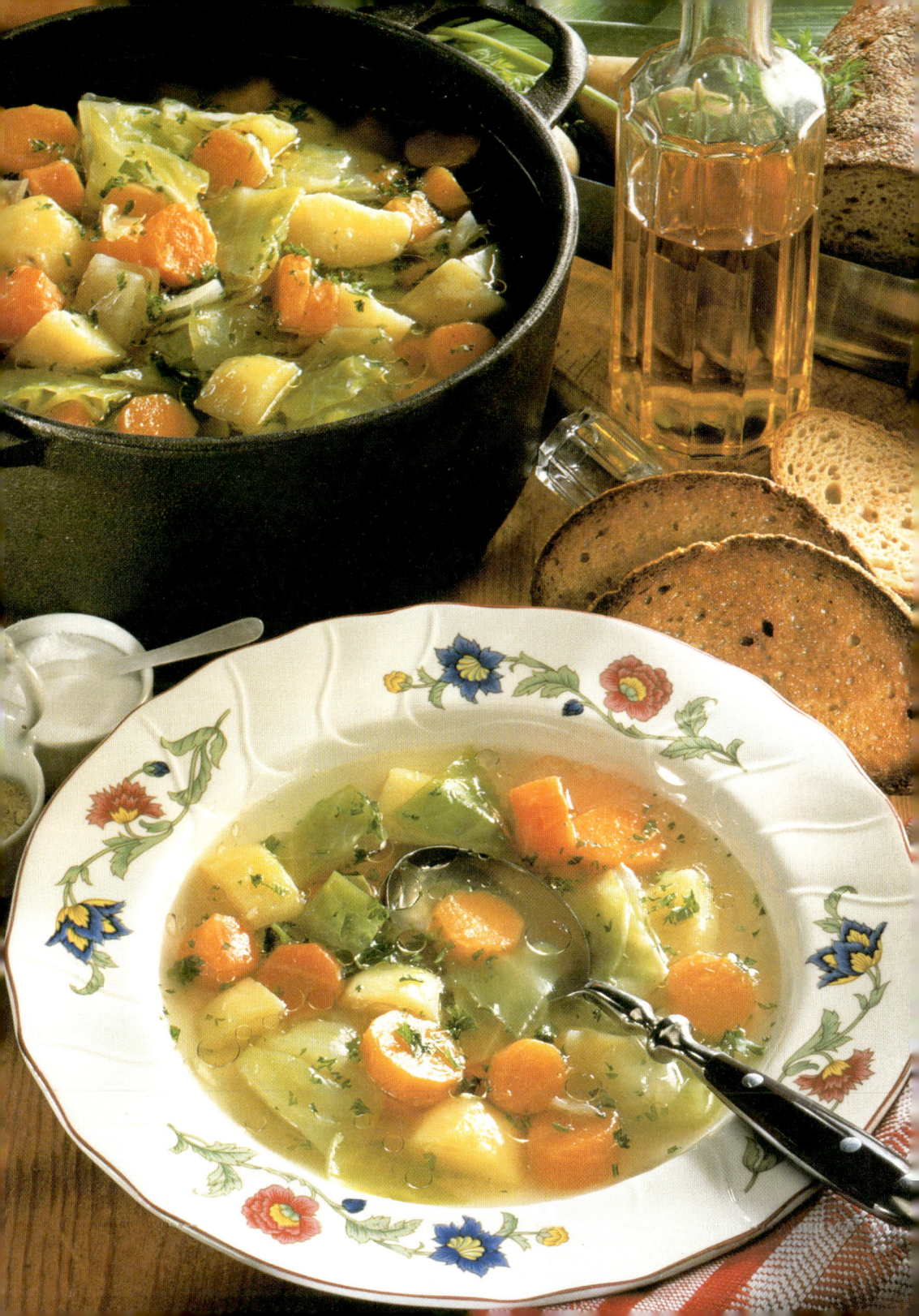

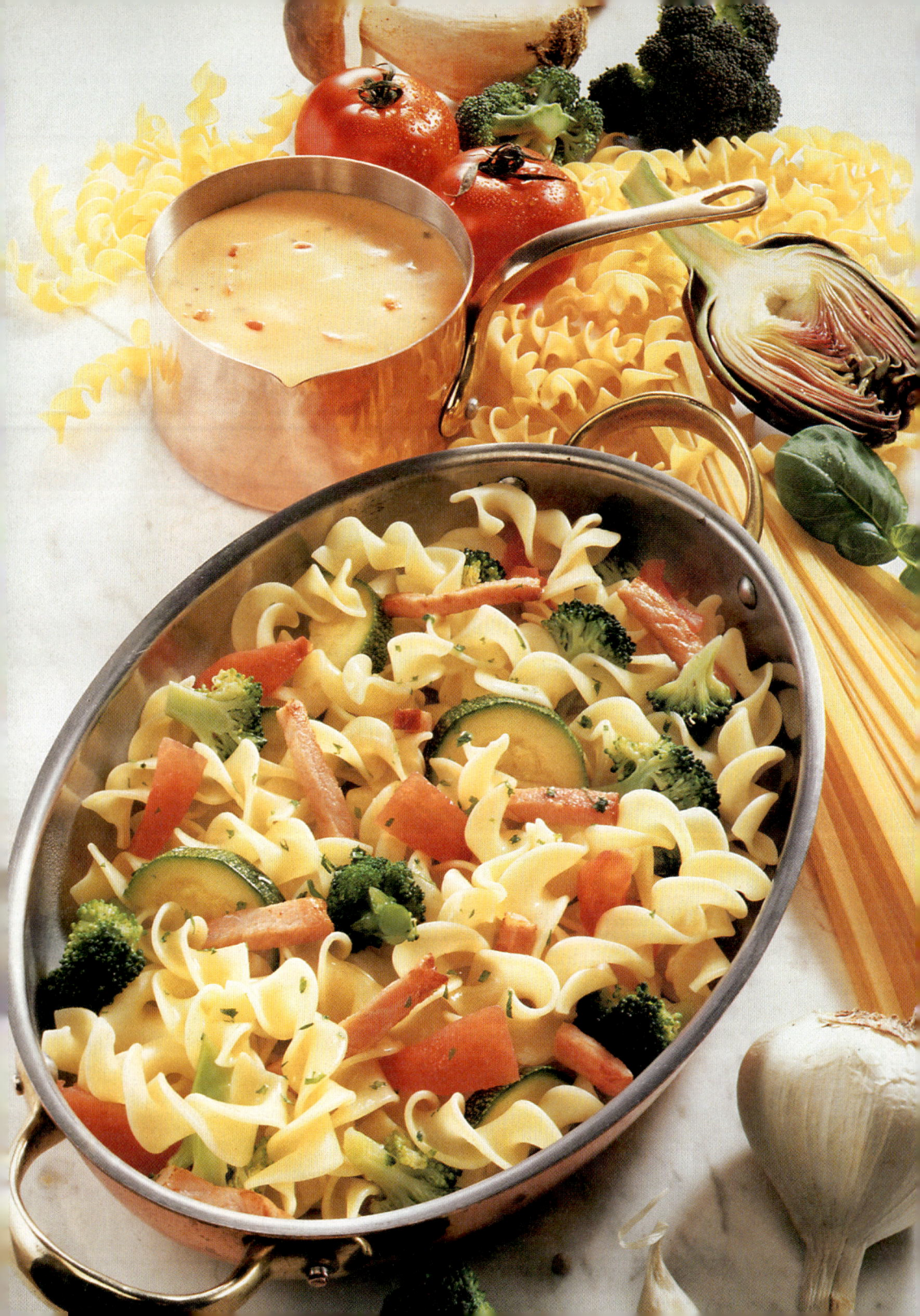

Nudelpfanne mit Brokkoli und Zucchini

1 Brokkoli waschen und in kleine Röschen zerpflücken. Die Röschen halbieren und nochmals abspülen. Den Zucchino waschen, evtl. schälen und in Scheiben schneiden. Die Fleischtomaten waschen und in Spalten schneiden.

2 Die Nudeln nach Packungsaufschrift in reichlich Salzwasser »al dente« kochen, abschrecken und abtropfen lassen.

3 Inzwischen die Brokkoliröschen und die Zucchino-scheiben in etwas Gemüsebrühe 10 Minuten garen. Ganz zum Schluß die zerkleinerten Tomaten zugeben.

4 Von dem Schinken das sichtbare Fett entfernen, in Streifen schneiden und unter die Nudeln heben. Den Schmelzkäse mit etwas Wasser erhitzen, schmelzen, saure Sahne unterrühren, unter die Nudeln geben und abschmecken.

5 Das Gemüse unter die Nudeln heben und mit der Käsesoße servieren.

Eine Portion enthält:
459 Kilokalorien / 1915 Kilojoule; 26 g Eiweiß; 7 g Fett; 78 g Kohlenhydrate; 7 g Ballaststoffe; 6 BE (Das Gemüse bleibt unberechnet)

Nudelpfanne mit Brokkoli und Zucchini

2 Personen

400 g gedrehte Bandnudeln
300 g Brokkoli
1 Zucchino
etwas Gemüsebrühe
2 Fleischtomaten
2 Scheiben gekochter Schinken
½ Becher saure Sahne mit Kräutern
30 g Schmelzkäse (z. B. mit Kräutern, 30 % Fett i. Tr.)
frische Kräuter
fluoridiertes Jodsalz
Pfeffer

Hinweis

für Typ I Diabetiker: Reis und Nudeln werden aufgrund des hohen Stärke-gehaltes nach BE berechnet.

Für Typ II Diabetiker gilt, Nudeln und Reis auf Voll-kornbasis sättigen hervorra-gend und gehören wie Kar-toffeln zu jedem Mittagessen. Kombinieren Sie sie mit mediterranen Gemüsen.

Gemüsenudeln

80 g Möhre

200 g Zucchini

100 g Lauch

250 g Nudeln
(Rohgewicht)

fluoridiertes Jodsalz

weißer Pfeffer

1 El Sojaöl

frische Kräuter

*für ein vegetarisches
Hauptgericht*

50 g Parmesan

1 Möhre, Zucchini und Lauch putzen, waschen und in feine Streifen schneiden. Die Nudeln in etwa 3 Liter kochendem Salzwasser »al dente« garen.

2 Öl in einer Pfanne erhitzen, und die Gemüsestreifen darin unter Wenden andünsten. Die abgetropften Nudeln sofort zum Gemüse geben, gut damit vermengen, pfeffern und mit frischen Kräutern bestreuen.

3 Die Gemüsenudeln können als vegetarisches Hauptgericht mit 50 g geriebenem Parmesan bestreut serviert werden. Dazu paßt ein mediterraner Tomatensalat.

Eine Portion enthält:
269 Kilokalorien / 1138 Kilojoule; 11 g Eiweiß; 6 g Fett; 44 g Kohlenhydrate; 7 g Ballaststoffe; 4 BE (Das Gemüse bleibt unberechnet)

Bei Verwendung von 50 g Parmesan:
316 Kilokalorien / 1334 Kilojoule; 15 g Eiweiß; 9 g Fett; 44 g Kohlenhydrate; 7 g Ballaststoffe; 4 BE (Das Gemüse bleibt unberechnet)

Tip
Das ewige Salzkartoffel-Einerlei macht das Mittagessen zur geschmacklichen Einöde. Wählen Sie alternative Beilagen wie hausgemachte Kartoffelknödel, Kartoffelgratin, selbstzubereiteten Kartoffelbrei, Boullionkartoffeln, Folienkartoffeln, überbackenen Kartoffelschnee, Naturreis, Vollkornnudeln oder Spätzle. Beilagen sind notwendig, um satt zu werden, und wenn Sie Vollkornvarianten auswählen, auch satt zu bleiben.

Griechische Reispfanne

1 Die Brühe mit dem Lorbeerblatt zum Kochen bringen. Den Reis unter Wasser abspülen, bis das Wasser klar ist, unter Rühren in die Brühe hineingeben und bei schwacher Hitze in etwa 30-40 Minuten ausquellen lassen.

2 Zwiebel und Knoblauchzehe schälen und kleinschneiden. Die Paprikaschoten waschen, halbieren, die Stiele und das Kerngehäuse entfernen. Die Schoten waschen, in feine Streifen schneiden. Das Öl erhitzen, Zwiebel und Knoblauch darin dünsten, aber nicht bräunen. Die Paprikastreifen dazugeben, mitdünsten lassen, und den gegarten Reis unter das Gemüse mischen.

3 Den Pfanneninhalt mit den Gewürzen abschmecken. Die Tomaten waschen, halbieren, die Stengelansätze herausschneiden. In Würfel schneiden und unter die Reispfanne mischen. Den Schafskäse ebenso würfeln und vorsichtig unterheben.

4 Das Gericht etwa 5 Minuten bei schwacher Hitze ziehen lassen. Mit frisch gehacktem oder getrocknetem Basilikum bestreut servieren.

Eine Portion enthält:
315 Kilokalorien / 1306 Kilojoule; 10 g Eiweiß; 14 g Fett; 36 g Kohlenhydrate; 5 g Ballaststoffe; 2,5 BE (Das Gemüse bleibt unberechnet)

Tip
Vollkornnudeln und ungeschälter Reis (Naturreis) liefern reichlich Ballaststoffe und erhöhen den Blutzuckerspiegel langsamer als normale Teigwaren oder heller Reis.

Zutaten
150 ml Gemüsebrühe
1 Lorbeerblatt
75 g Naturreis
1 kleine Zwiebel
1 Knoblauchzehe
je 1 grüne und rote Paprikaschote (150 g)
1 EL Olivenöl
Cayennepfeffer
1 TL Thymian
fluoridiertes Jodsalz
100 g Tomaten
50 g griechischer Schafskäse (45 % Fett i. Tr.)
Basilikum

1 Person

150 g Möhren
250 g mehlig kochende Kartoffeln
75 ml Milch (1,5 % Fett)
1 Zweig Estragon
½ TL geriebener Meerrettich
10 g Sonnenblumen-margarine
Muskat
fluoridiertes Jodsalz
Pfeffer

Möhren-Kartoffel-Püree

1 Die Möhren und die Kartoffeln putzen, waschen und schälen. Beides in kleine Würfel schneiden.

2 Einen Topf mit kaltem Wasser ausschwenken. Kartoffeln und Möhren hineinfüllen. Die Milch und etwas Wasser dazugießen, zum Kochen bringen, bei schwacher Hitze etwa 15 Minuten garen lassen.

3 Die garen Kartoffeln und Möhren mit einem Pürierstab fein pürieren.

4 Die Estragonzweige waschen, die Blättchen von den Stengeln zupfen und fein schneiden.

5 Estragon, Meerrettich und Margarine unter das Püree geben. Mit Pfeffer, Muskat und wenig Jodsalz abschmecken.

Eine Portion enthält:
163 Kilokalorien / 680 Kilojoule; 5 g Eiweiß; 5 g Fett;
25 g Kohlenhydrate; 6 g Ballaststoffe;
1,5 BE (Die Möhren bleiben unberechnet)

Gemüsereis

2 Personen

1 Die Zwiebeln und den Knoblauch schälen und fein würfeln. Die Möhren waschen, putzen und in kleine Würfel schneiden. Den Lauch putzen, der Länge nach halbieren und unter fließendem kaltem Wasser abspülen, in feine Streifen schneiden.

2 Den Reis mit der doppelten Menge Gemüsebrühe kurz aufkochen und in etwa 30-40 Minuten garen, falls nötig noch Wasser hinzufügen.

3 Das vorbereitete Gemüse in dem Öl andünsten und bei schwacher Hitze bißfest garen. Den Reis mit dem Gemüse mischen. Petersilie waschen und fein hacken, über den Gemüsereis streuen.

4 Dazu paßt ein gegrilltes Fischfilet im Zitronen-Kräutermantel.

Eine Portion enthält:
348 Kilokalorien / 1454 Kilojoule; 8 g Eiweiß; 10 g Fett; 56 g Kohlenhydrate; 4 g Ballaststoffe; 4 BE (Das Gemüse bleibt unberechnet)

Tip
Weiterhin eignen sich viele andere Gemüsesorten sowie Hülsenfrüchte zur Herstellung von Gemüsereis, wie: Blumenkohl, Brokkoli, Zucchini, Staudensellerie, Paprikaschoten, Mais, Kohlrabi, Tomaten, frische oder getrocknete Erbsen sowie getrocknete Linsen. Der Ballaststoffgehalt von Hülsenfrüchten ist im Vergleich zu allen anderen Gemüsesorten extrem hoch. Die in Hülsenfrüchten enthaltene Stärke ist für den menschlichen Verdauungstrakt nicht verwertbar, und daher ist die BE-Berechnung nicht erforderlich.

Zutaten
2 mittelgroße Zwiebeln
140 g Möhren
120 g Lauch
1 EL Sojaöl
120 g Naturreis (Rohgewicht)
250 ml Gemüsebrühe
Petersilie
Knoblauch

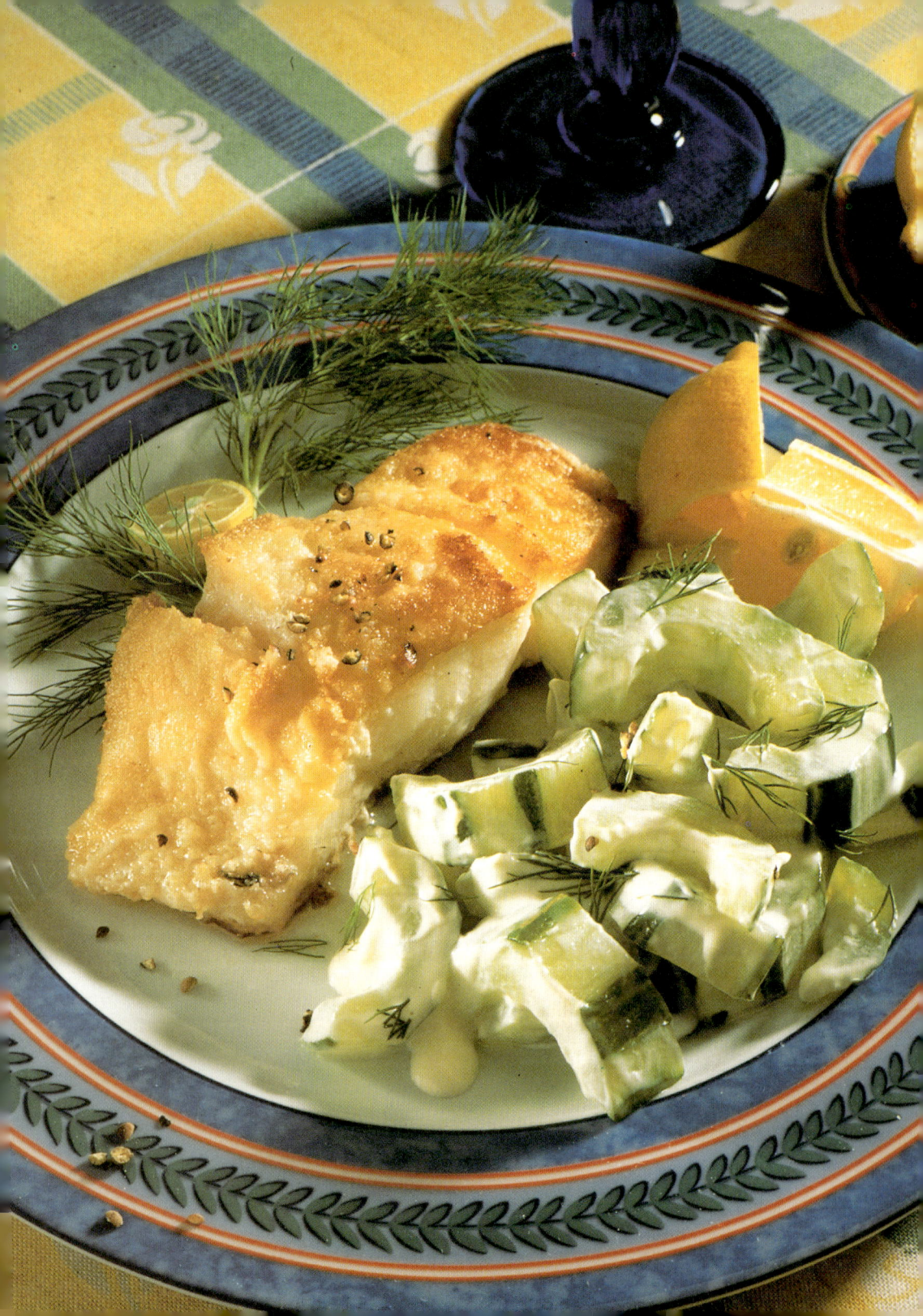

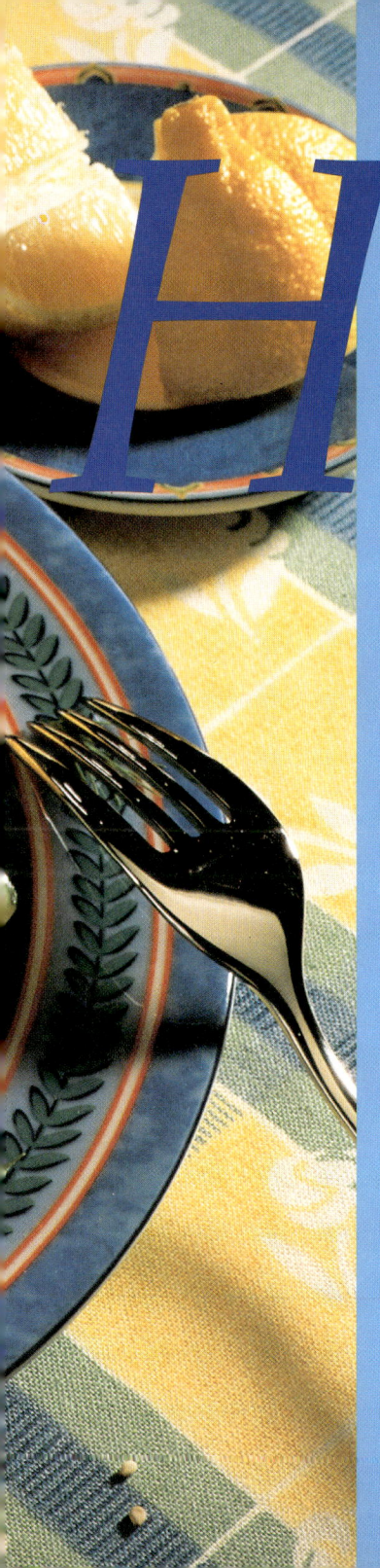

Herzhafte Fleisch- & Fischgerichte

Mit Ausnahme von Enten, Flugenten und Gänsen sind Geflügelsorten fettarme und geeignete Zutaten für gesunde Gerichte. Da nicht zuviel Fleisch gegessen werden sollte, bietet es sich an, reichlich Gemüse mit geschnetzeltem Geflügelfleisch zu kombinieren. Bei den mageren Geflügelsorten können Diabetiker auch bei erhöhtem Cholesterinspiegel die krosse Haut mitgenießen. Fleisch liefert für den Menschen notwendiges Eisen. Eine fleischfreie Kost ist nicht empfehlenswert. Um den Eiweiß-, Fett- und Cholesterinkonsum nicht in schwindelerregende Höhe steigen zu lassen, reichen allerdings 2 bis 3 Fleischmahlzeiten pro Woche. Gleiches gilt für Fisch, der uns mit dem lebensnotwendigen Jod versorgt. 2 bis 3 Mahlzeiten pro Woche mit frischem Seefisch schützen vor Schilddrüsenerkrankungen.

2 Personen

Geflügel-Gemüse-Pfanne

2 kleine Putenschnitzel
(à 100 g)

1 EL Sojaöl

1 kleine Zwiebel

1 kleine Knoblauchzehe

200 g Karotten

200 g Brokkoli

100 g Mais

Gemüsebrühe (gekörnt)

fluoridiertes Jodsalz

Pfeffer

1 EL saure Sahne

Petersilie

Majoran

1 Die Putenschnitzel trockentupfen, Sehnen und sichtbares Fett entfernen. Das Öl in einer Pfanne erhitzen, und die Putenschnitzel darin scharf anbraten.

2 Das Fleisch aus der Pfanne nehmen und warm stellen.

3 Die Zwiebel und den Knoblauch schälen, in kleine Würfel schneiden. Die Karotten waschen, schälen und fein würfeln. Den Brokkoli in Röschen teilen und waschen.

4 Die Zwiebel-, Knoblauch- und Karottenwürfel zusammen mit den Brokkoliröschen in dem restlichen Bratfett andünsten. Mit Gemüsebrühe würzen und in wenig Flüssigkeit bißfest garen.

5 Danach mit der sauren Sahne verfeinern und nochmals abschmecken. Das Putenfleisch in schmale Streifen schneiden und mit dem abgetropften Mais zu dem Gemüse geben.

6 Die Petersilie und den Majoran waschen, fein wiegen und vor dem Servieren direkt über das Gericht streuen.

Eine Portion enthält:
307 Kilokalorien / 1488 Kilojoule; 31 g Eiweiß;
11 g Fett; 22 g Kohlenhydrate; 9 g Ballaststoffe;
0 BE (Das Gemüse bleibt unberechnet)

Seite 86 Rotbarschfilet auf Dillgurken (Rezept auf Seite 102)

Schnitzel Utrechter Art

4 Personen

1 Die Zwiebel und die Knoblauchzehe schälen und fein hacken.

2 Die Champignons putzen, falls notwendig waschen und feinblättrig schneiden.

3 Zuerst die Zwiebel und den Knoblauch in der Hälfte des Öls glasig andünsten. Die Champignons zufügen und braten, bis die entstehende Flüssigkeit verdampft ist. Die saure Sahne und den Weißwein kurz mitköcheln lassen.

4 Die Putenschnitzel abtupfen, von Sehnen und evtl. Fett befreien, flach klopfen und rundum pfeffern. In dem übriggebliebenen Öl auf jeder Seite ca. 2 Minuten braten. Die Schnitzel leicht salzen und nebeneinander in eine Auflaufform legen.

5 Die Pilzmasse mit Salz und Pfeffer würzen und auf die Schnitzel geben.

6 Die Tomaten waschen, halbieren, Stengelansätze herausschneiden und die Tomaten in Scheiben schneiden. Die Tomatenscheiben auf die Schnitzel geben und mit frisch geriebenem Käse bestreuen.

7 Die Schnitzel im Backofen bei 180 °C 10 Minuten überbacken, bis der Käse geschmolzen ist.

Eine Portion enthält:
297 Kilokalorien / 1246 Kilojoule; 47 g Eiweiß;
11 g Fett; 3 g Kohlenhydrate; 3 g Ballaststoffe;
0 BE (Das Gemüse bleibt unberechnet)

---

1 Zwiebel

1 Knoblauchzehe

350 g frische Champignons

10 g Sojaöl

20 g saure Sahne (10 % Fett)

1 EL Weißwein

4 Putenschnitzel à 150 g

Pfeffer

fluoridiertes Jodsalz

150 g Käse (z. B. Edamer 30 % Fett i. Tr.)

2 mittelgroße Tomaten

2 Personen

100 g Bandnudeln
2 Putenschnitzel à 150 g
weißer Pfeffer
fluoridiertes Jodsalz
20 g Butter oder Sonnen- blumenmargarine
200 g Steinpilze oder Champignons
100 g Schmelzkäse (z. B. mit Kräutern oder Champignons, 30 % F. i. Tr.)

Putenschnitzel mit Steinpilz-Soße

1 Die Nudeln in reichlich Salzwasser »al dente« zubereiten.

2 Inzwischen die Pilze putzen, bei Bedarf waschen, trockentupfen und in mundgerechte Stücke schneiden.

3 Die Putenschnitzel trockentupfen, Sehnen, Haut und sichtbares Fett entfernen. Die Schnitzel in heißem Fett von beiden Seiten circa 2 Minuten anbraten, würzen und warmstellen.

4 In dem verbliebenen Fett die Pilze einige Minuten anbraten und leicht pfeffern und salzen.

5 Den Schmelzkäse mit etwas Wasser kurz erhitzen, aber nicht zum Kochen bringen und mit den Nudeln, den Steinpilzen und dem Putensteak servieren. Dazu schmeckt ein knackiger Salat.

Eine Portion enthält:
526 Kilokalorien / 2198 Kilojoule; 54 g Eiweiß;
18 g Fett; 39 g Kohlenhydrate; 4 g Ballaststoffe; 3 BE

Putenschnitzel mit Steinpilz-Soße

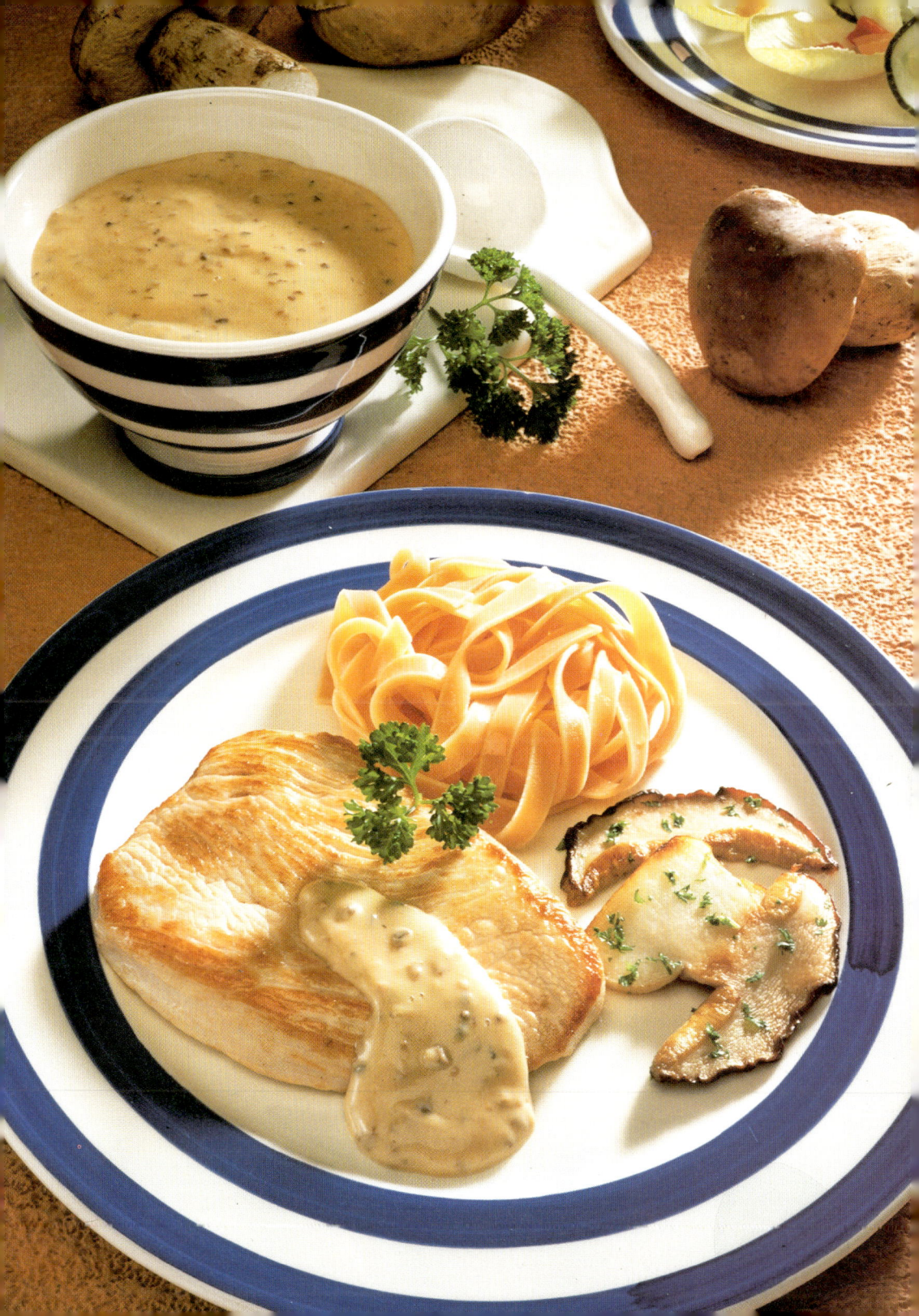

4 Personen

Makkaroni mit Spinat, Fleischbällchen & Mozzarella

300 g Spinat
250 g Tomaten
1 Zwiebel
1 Knoblauchzehe
300 g Makkaroni (Rohgewicht)
3 EL Olivenöl
fluoridiertes Jodsalz
weißer Pfeffer
250 g Bratwurstmasse
1 Packung Mozzarella (z. B. eine Rolle Zotarella)
40 g Butter oder Sonnenblumenmargarine
1 EL gehackte Petersilie

1 Den Spinat gründlich putzen, die harten Stiele entfernen, gründlich waschen und gut abtropfen lassen. Die Tomaten waschen, vierteln und die Stielansätze entfernen. Tomatenviertel in größere Würfel schneiden. Die Zwiebel und den Knoblauch schälen und fein hacken. Die Makkaroni in reichlich Salzwasser »al dente« kochen, sie müssen noch »Biß« haben, dann das Kochwasser abschütten, und die Nudeln gut abtropfen lassen.

2 Das Olivenöl in einer Kasserolle erhitzen, die Zwiebel und den Knoblauch darin hell anschwitzen. Den abgetropften Spinat zugeben und kurz mitschmoren. Mit Salz und Pfeffer würzen und die Tomatenwürfel zugeben. Aus der Bratwurstmasse 20 kleine Klößchen formen und in kochendem Salzwasser 5 Minuten ziehen lassen. Die Klößchen herausnehmen und abtropfen lassen. Den Mozzarella abtropfen lassen, in Scheiben schneiden.

3 Die Nudeln, die Klößchen, die Spinatmasse und den Mozzarella schichtweise in eine feuerfeste, gebutterte Form geben und mit Butterflöckchen belegen. Im vorgeheizten Backofen bei 200 °C auf der mittleren Einschubleiste etwa 20 Minuten überbacken. Vor dem Servieren mit gehackter Petersilie bestreuen.

Eine Portion enthält:
746 Kilokalorien / 3123 Kilojoule; 27 g Eiweiß; 47 g Fett; 56 g Kohlenhydrate; 5 g Ballaststoffe; 4,5 BE (Das Gemüse bleibt unberechnet)

Makkaroni mit Spinat, Fleischbällchen & Mozzarella

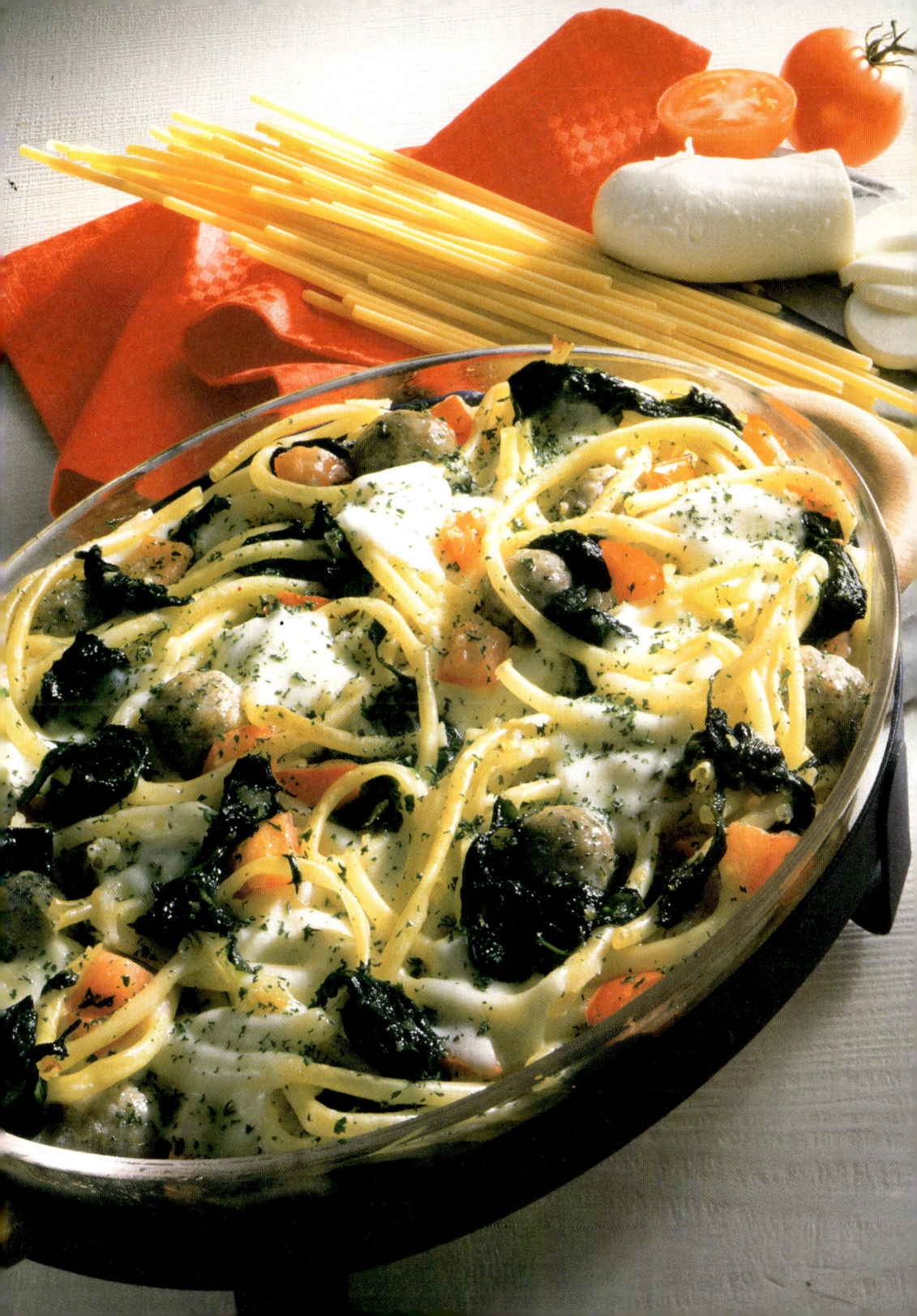

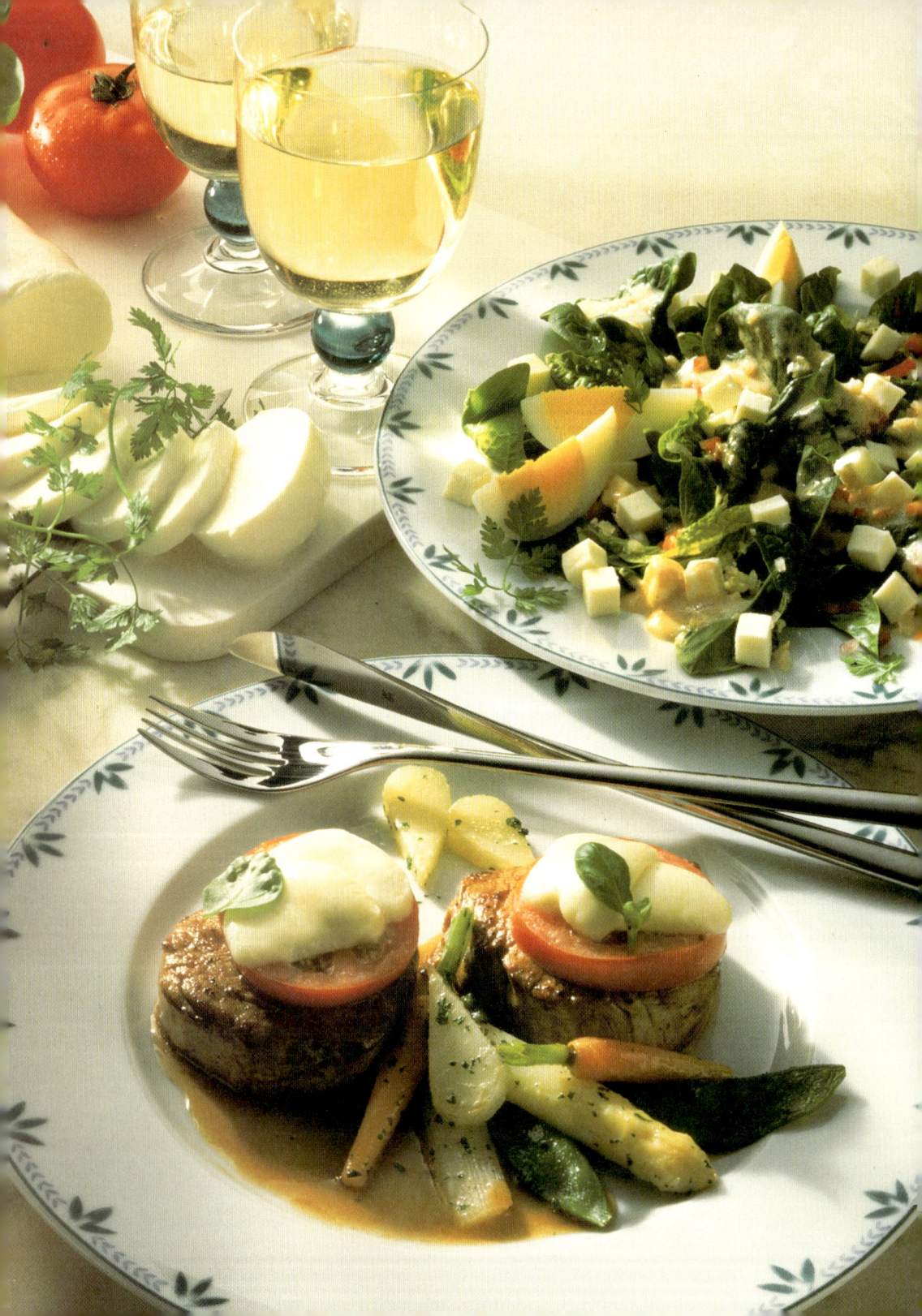

Kalbsmedaillons mit Frühlingsgemüse

1 Das Gemüse waschen, putzen bzw. schälen und in mundgerechte Stücke schneiden, in Salzwasser kurz blanchieren, herausnehmen und gut abtropfen lassen. Butter in einer Pfanne leicht erhitzen. Zuckerschoten, dann Kohlrabi und die Möhren zugeben. Mit Gemüsefond aufgießen und etwa 8 Minuten zugedeckt auf niedriger Stufe dünsten. Dann erst Frühlingszwiebeln und Spargelstücke zugeben, weitere 4 Minuten dünsten.

2 Die Kalbsmedaillons salzen und pfeffern. Das Öl in einer Pfanne erhitzen, die Medaillons darin auf beiden Seiten anbraten, die Hitze reduzieren und das Fleisch auf jeder Seite etwa 4 Minuten braten. Die Medaillons herausnehmen und auf eine feuerfeste Platte legen. Den Kalbsfond in die Pfanne gießen, auf die Hälfte einreduzieren lassen und abschmecken.

3 Die Tomaten waschen, den Mozzarella abtropfen lassen und beides in jeweils 8 Scheiben schneiden. Die Medaillons mit den Tomaten- und Mozzarellascheiben belegen, die Soße vorsichtig angießen, und die Medaillons im vorgeheizten Grill kurz überbacken. Zum Schluß die Medaillons mit Basilikumblättchen belegen und mit dem mit Petersilie bestreuten Gemüse servieren.

Eine Portion enthält:
342 Kilokalorien / 1423 Kilojoule; 42 g Eiweiß; 16 g Fett; 8 g Kohlenhydrate; 4 g Ballaststoffe; 0 BE (Das Gemüse bleibt unberechnet)

Für die Kalbsmedaillons

8 Kalbsmedaillons à 80 g
fluoridiertes Jodsalz
weißer Pfeffer
1 EL Sonnenblumenöl
200 ml Kalbsfond
2 Tomaten
125 g Mozzarella
Basilikumblättchen

Für das Gemüse

3 Frühlingszwiebeln
200 g Spargel
100 g Zuckerschoten
200 g Kohlrabi
100 g junge Möhren
20 g Butter oder Sonnenblumenmargarine
fluoridiertes Jodsalz
weißer Pfeffer
1 EL Petersilie
100 ml Gemüsefond

Kalbsmedaillons mit Frühlingsgemüse

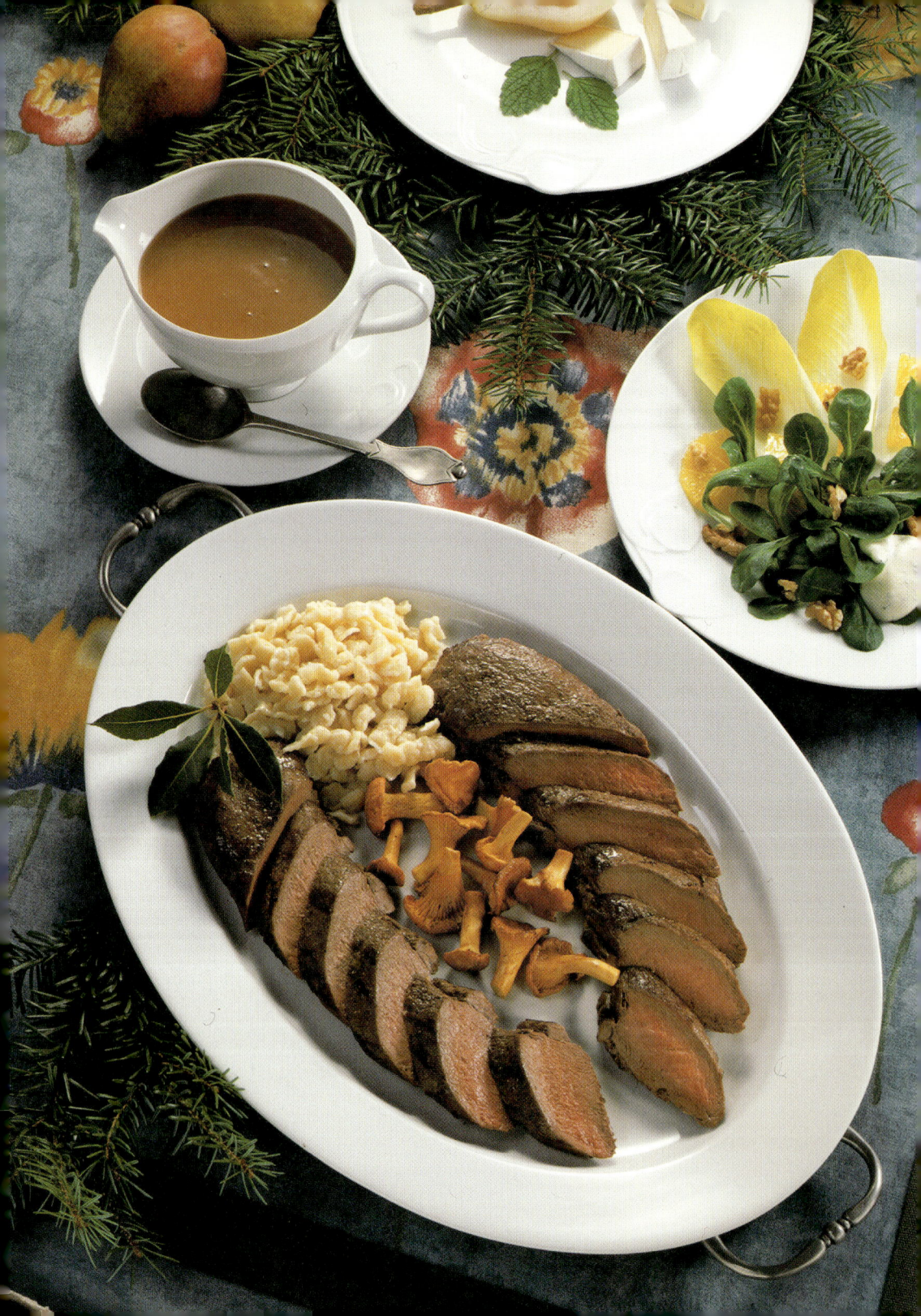

Rehrücken mit Pfifferlingen & Spätzle

4 Personen

1 Den Rehrücken auslösen und enthäuten. Das Filet mit Salz, Pfeffer und zerdrückten Wacholderbeeren einreiben. Die Butter in einer großen Pfanne leicht erhitzen und das Fleisch rundum gut anbraten. Aus der Pfanne nehmen, in einen leicht gefetteten Bräter legen und im Backrohr bei 180 °C knapp 30 Minuten schmoren.

2 Inzwischen die Wildabfälle und die fein gewürfelte Zwiebel in dem Bratenfett scharf anbraten und braun werden lassen. ¼ l Wasser zugießen, salzen, Pfefferkörner, Wacholderbeeren und gewürfelte Tomate zugeben.

3 Den Sud 15 Minuten kochen, danach durch ein Sieb passieren. Senf, Essig und Wein zugeben. Stärke mit etwas Wasser verrühren, mit der sauren Sahne verquirlen, an die Soße geben, kurz aufwallen lassen und nochmals abschmecken.

4 Die Spätzle nach Vorschrift zubereiten. Die Pfifferlinge putzen und waschen, in Butter 15 Minuten braten, mit Salz und Pfeffer würzen. Das fertig gegarte Wildfleisch schräg in daumendicke Scheiben schneiden und auf eine Platte setzen, mit den Spätzle, den Pfifferlingen und der Soße servieren.

Eine Portion enthält:
830 Kilokalorien / 3465 Kilojoule; 61 g Eiweiß;
30 g Fett; 75 g Kohlenhydrate; 8 g Ballaststoffe; 6,5 BE

Rehrücken mit Pfifferlingen & Spätzle

Für den Rehrücken

1 Rehrücken (ca. 1 kg)
1 TL fluoridiertes Jodsalz
½ TL weißer Pfeffer
1 TL Wacholderbeeren
40 g Butter oder Sonnenblumenmargarine

Für die Soße

200 g Abfälle vom Rehrücken
1 Zwiebel
¼ l Wasser
8 Pfefferkörner
1 TL Wacholderbeeren
1 Tomate
1 TL Senf
3 EL Weinessig
5 EL Weißwein
4 EL Wasser
1 EL Stärke
1½ Becher saure Sahne

Für die Spätzle

400 g Spätzle (roh)
30 g Butter
250 g Pfifferlinge

1 Person

50 g Bandnudeln
1 kleiner Zucchino
125 g Heilbutt- oder Goldbarschfilet in 2 Scheiben
1 TL Zitronensaft
¼ Knoblauchzehe
1 TL Butter oder Sonnenblumenmargarine
5 EL Kaffeesahne (10 % Fett)
Thymian
fluoridiertes Jodsalz
Pfeffer

Bandnudeln mit Zucchini und Heilbutt

1 Den Zucchino waschen und evtl. schälen. Zucchino quer halbieren und in dünne Stifte schneiden. In kochendem Salzwasser etwa 1 Minute blanchieren, danach kalt abschrecken.

2 Das Fischfilet trockentupfen, mit Zitronensaft beträufeln und leicht salzen. Die Bandnudeln nach Packungsaufschrift zubereiten, abgießen und abschrecken. Inzwischen das Fischfilet in einer beschichteten Pfanne mit etwas Butter von beiden Seiten etwa 3 Minuten anbraten, anschließend warm stellen.

3 Knoblauch schälen und sehr fein hacken, in der Pfanne kurz andünsten, mit Kaffeesahne ablöschen, und die Soße 3 Minuten leicht einkochen lassen. Salzen und pfeffern.

4 Die Thymianblättchen und Zucchinistreifen zugeben, kurz aufkochen lassen. Die Bandnudeln mit der Soße vermengen und den Fisch darauf servieren.

Eine Portion enthält:
455 Kilokalorien / 1903 Kilojoule; 36 g Eiweiß; 17 g Fett; 41 g Kohlenhydrate; 3 g Ballaststoffe; 3 BE (Das Gemüse bleibt unberechnet)

Tip
Anstelle von hellen Nudeln können Sie auch Vollkornnudeln verwenden. Bei übergewichtigen Diabetikern bietet sich als Alternative für den fettreichen Heilbutt Goldbarsch an.

Bandnudeln mit Zucchini und Heilbutt

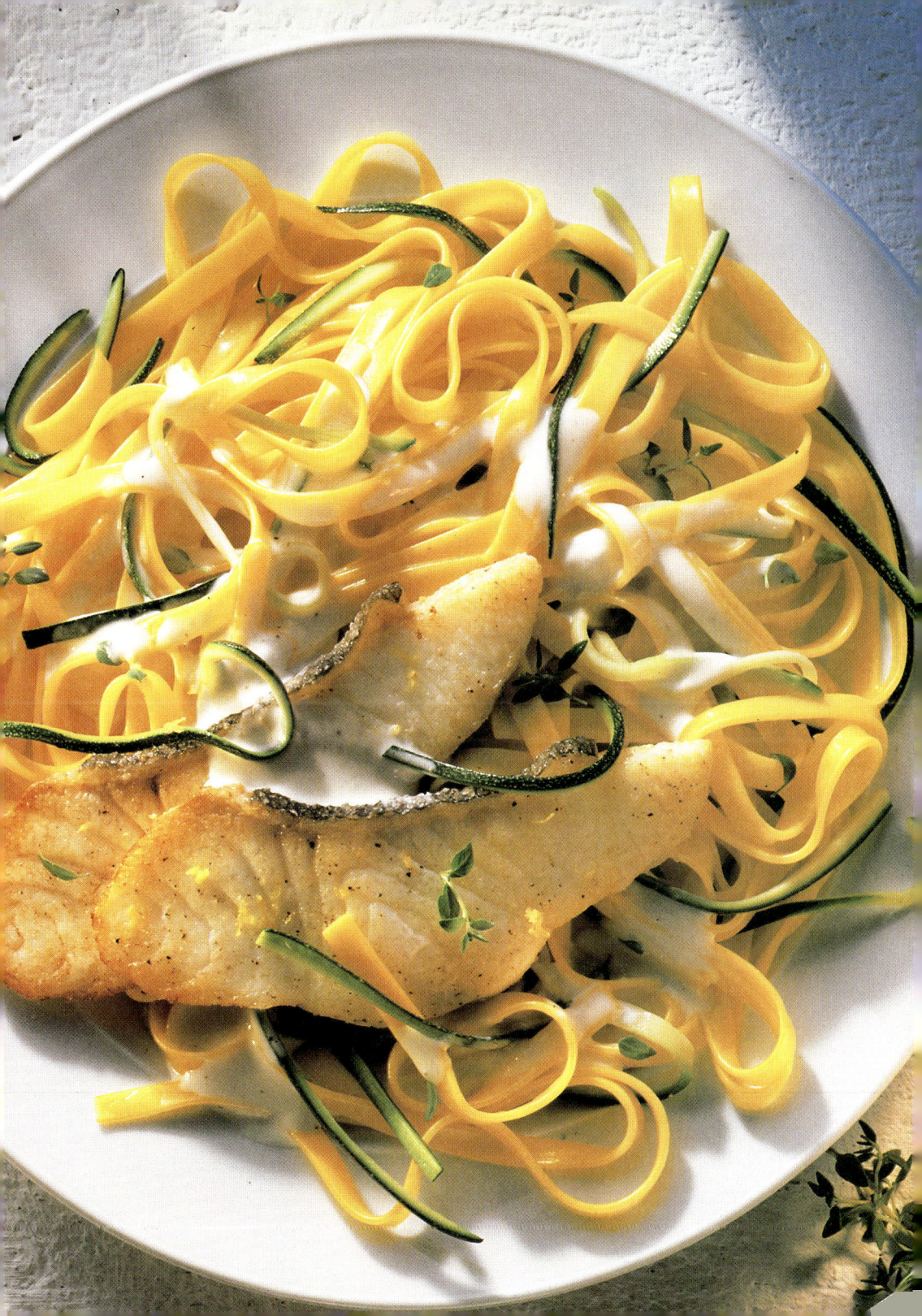

4 Personen

4 Lachsstücke à 150 g

30 g Butter oder Sonnen-
blumenmargarine

1 Becher saure Sahne

3 EL Weißwein

½ Beet Kresse

200 g Reis mit Wildreis

100 g Zuckerschoten

fluoridiertes Jodsalz

schwarzer Pfeffer

Lachs in Kresse-Rahm-Soße

1 Den Wildreis nach Packungsaufschrift zubereiten. Die Zuckerschoten in etwas Salzwasser garen.

2 Den Lachs trockentupfen und in heißer Butter von beiden Seiten 3-4 Minuten braten.

3 Die saure Sahne in einen Topf geben und unter ständigem Rühren erhitzen, Wein und Kresse zugeben, kurz durchziehen lassen, eventuell mit etwas Pfeffer und Zitrone abschmecken.

4 Den Lachs mit Wildreis und Zuckerschoten auf vier Tellern anrichten und mit Kresse-Rahm-Soße servieren.

Eine Portion enthält:
597 Kilokalorien / 2296 Kilojoule; 35 g Eiweiß; 31 g Fett; 42 g Kohlenhydrate; 1 g Ballaststoffe; 3,5 BE

Tip
Anstatt hellem Reis können Sie auch ungeschälten Naturreis verwenden. Um Kalorien einzusparen, können Sie anstatt Lachs Seelachsfilet oder Goldbarsch verwenden. Diese Fische müssten Sie mit Zitronensaft säuern.

Fischfilet aus dem Backofen

1 Das Fischfilet mit Zitronensaft beträufeln, etwa 15 Minuten ziehen lassen, trockentupfen und mit Salz und Pfeffer würzen. Eine feuerfeste, flache Form mit der Margarine ausfetten.

2 Die Tomate waschen, Stengelansätze herausschneiden und in Scheiben schneiden. Die Frühlingszwiebeln putzen, waschen und in feine Ringe schneiden. Den Blattspinat verlesen, waschen. Den Knoblauch schälen und fein würfeln.

3 Spinat mit den Zwiebelringen und Knoblauchwürfelchen mischen und in die Form füllen. Die Tomatenscheiben darüber schichten. Das Fischfilet auf das Gemüse legen.

4 Die saure Sahne glattrühren, das fein gehackte Basilikum unterrühren, mit Salz und Pfeffer abschmecken. Die Soße über dem Fisch verteilen. Das Fischfilet auf dem Rost im vorgeheizten Backofen bei 200 °C 20-25 Minuten backen.

Eine Portion enthält:
230 Kilokalorien / 950 Kilojoule; 30 g Eiweiß; 8 g Fett;
8 g Kohlenhydrate; 3 g Ballaststoffe;
0 BE (Das Gemüse bleibt unberechnet)

---

2 Kabeljaufilets (à 150 g)

Zitronensaft

Pfeffer

wenig fluoridiertes Jodsalz

5 g Sonnenblumenmargarine

150 g große Fleischtomaten

1 Bund Frühlingszwiebeln

50 g Blattspinat (tiefgefroren oder frisch)

1 Knoblauchzehe

100 g saure Sahne (10 % Fett)

2 EL Basilikum

1 Person

300 g Salatgurke
fluoridiertes Jodsalz
2 EL saure Sahne
2 El Dill
Pfeffer
150 g Rotbarschfilet
Zitronensaft
1 EL Sonnenblumenöl

Rotbarschfilet auf Dillgurken

1 Die Salatgurke schälen, halbieren, von den Kernen befreien und in fingerdicke Stücke schneiden. Gurkenstücke in wenig Salzwasser bißfest garen, die saure Sahne und den gewaschenen und fein gehackten Dill zufügen. Mit Pfeffer und Salz abschmecken.

2 Das Rotbarschfilet mit Küchenkrepp trockentupfen, von beiden Seiten salzen und mit Zitronensaft beträufeln. In heißem Sonnenblumenöl in einer beschichteten Pfanne von beiden Seiten kurz braten.

3 Den Fisch mit dem Gurkengemüse servieren. Dazu paßt kerniger Kräuterreis oder Pellkartoffeln.

Eine Portion enthält:
**362 Kilokalorien / 1513 Kilojoule; 30 g Eiweiß;
24 g Fett; 8 g Kohlenhydrate; 3 g Ballaststoffe;
0 BE (Das Gemüse bleibt unberechnet)**

Tip
Deutschland ist ein Jodmangelgebiet und Seefisch ist das einzige Lebensmittel, das ausreichend Jod enthält. Zudem ist Seefisch fettarm und läßt sich mit Gemüse zu schmackhaften Gerichten kombinieren. Lecker und mager sind Kabeljau, Lengfisch, Forelle (auch geräuchert), Schellfisch, Goldbarsch, Scholle, Seelachs, Hecht oder Zander. Damit haben Sie viel Auswahl, um wöchentlich zwei Fischgerichte auf den Speiseplan zu bringen. Fettreich sind Lachs, Makrele, Heilbutt, Matjes, Hering oder Aal.

Hinweis
Hinweis für Typ I Diabetiker: Müsli-Mischungen müssen nach BE berechnet werden.

Schollenfilet-Gratin

1 Person

1 Das Schollenfilet trockentupfen, mit Zitronensaft, Salz und Pfeffer würzen.

2 Das gemischte Gemüse in wenig Butter anschwitzen und kurz dünsten, mit den Krabben mischen. Die Hälfte des Gemüses in die Auflaufform füllen, das Schollenfilet darauf legen. Mit dem Rest der Gemüsemischung das Schollenfilet bedecken.

3 Den Wein und die Sahne mischen, mit etwas Zitronensaft abschmecken und über dem Fisch verteilen. Mit Paniermehl bestreuen, Butterflöckchen darüber verteilen und in 15-20 Minuten im vorgeheizten Backofen bei 220 °C backen.

4 Inzischen die gewaschenen Kartoffeln kochen, pellen und zum Schollenfilet servieren.

Eine Portion enthält:
420 Kilokalorien / 1753 Kilojoule; 25 g Eiweiß; 14 g Fett; 45 g Kohlenhydrate; 10 g Ballaststoffe; 3 BE

80 g Schollenfilet

130 g gemischtes Gemüse (z. B. Möhren, Mais, Paprika und Erbsen, eventuell gemisches Tiefkühl-Gemüse)

25 g frische Krabben

2 EL Weißwein

1 EL süße Sahne

1 EL Paniermehl

10 g Butter oder Sonnenblumenmargarine

200 g Pellkartoffeln

fluoridiertes Jodsalz

Pfeffer

Zitronensaft

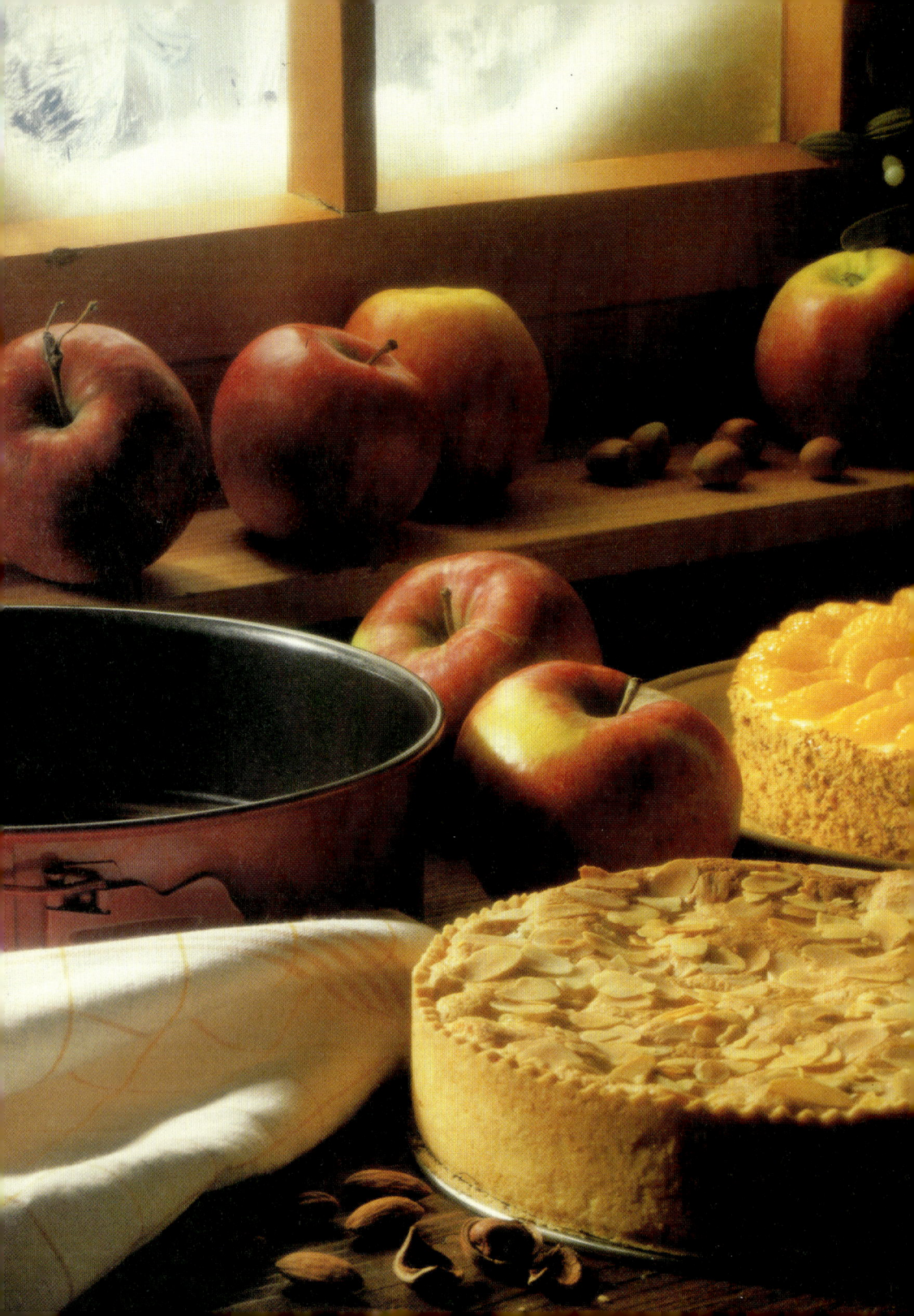

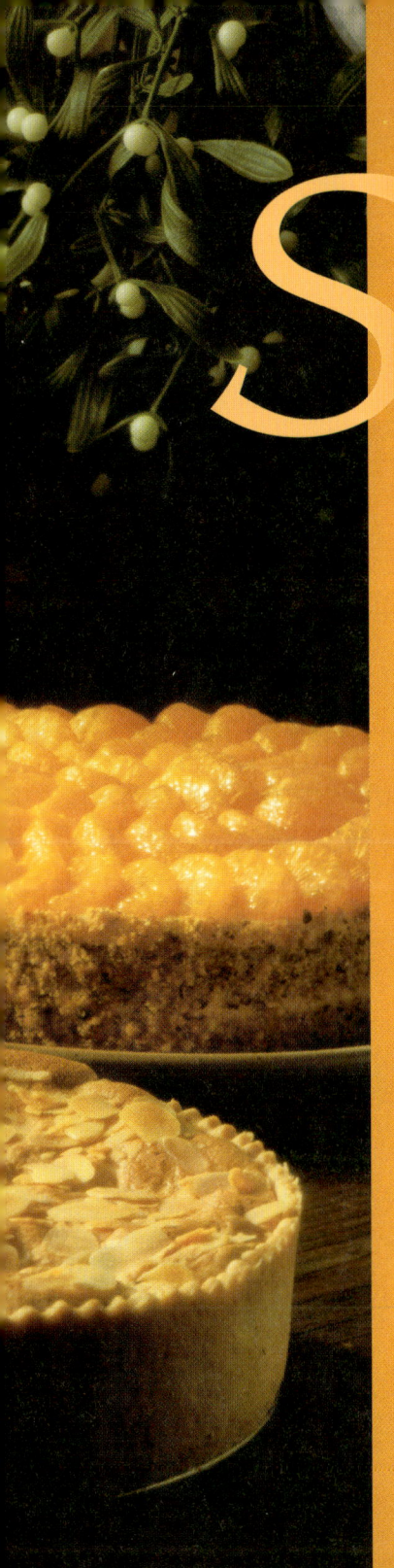

Süßes Gebäck, Desserts & alkoholfreie Drinks

Das Zuckerverbot für Diabetiker ist schon lange überholt. Heute weiß man, daß sie sehr wohl auch Süßes essen dürfen, man muß nur einige Dinge beachten. Wenn Sie gerne einmal ein Stück Kuchen oder ein kleines Dessert naschen, sind unsere Rezepte genau die richtigen für Sie. Und da Diabetiker möglichst gar keinen Alkohol trinken sollten, sind unsere alkoholfreien Drinks und Shakes eine willkommene Abwechslung, die gleichzeitig Erfrischung bringt. Genießen Sie die süßen Seiten dieser Rezepte – sie sind immer eine kleine Sünde wert.

12 Sücke

Gedeckter Apfelkuchen nach Wiener Art

Für den Teig

250 g Weizenmehl (Type 405)

4 g Trockenhefe

125 ml Milch (1,5 % Fett)

Süßstoff nach Geschmack

abgeriebene Schale einer ungespritzten Zitrone

75 g Sonnenblumen-margarine

15 g Paniermehl

Für den Belag

750 g saure Äpfel (z. B. Cox Orange, Braeburn oder Boskop)

etwas Sonnenblumen-margarine zum Ausfetten der Form

Saft einer Zitrone

Zimt

Bittermandelöl

50 g gemahlene Mandeln

1 EL Milch (1,5 % Fett)

1 Mehl, lauwarme Milch, Süßstoff nach Geschmack, abgeriebene Zitronenschale, Trockenhefe und Margarine zu einem geschmeidigen Teig verarbeiteten. Den Teig abgedeckt an einem warmen Ort 30 Minuten gehen lassen, bis sich das Volumen des Teiges verdoppelt.

2 Eine Springform mit Margarine ausfetten. ⅔ des Teiges in der Größe der Springform ausrollen, hineinlegen und einen 3 cm hohen Rand ziehen. Den restlichen Teig zu einem dünnen »Deckel« ausrollen. Den Boden mit dem Paniermehl bestreuen.

3 Die Äpfel waschen, schälen, halbieren und in dünne Spalten schneiden und mit Zitronensaft beträufeln. Zimt, Bittermandelöl, Süßstoff und gemahlene Mandeln dazugeben und mit den Apfelspalten gut vermengen. Die Apfelspalten gleichmäßig auf dem Teig verteilen, den Teigdeckel auflegen und mit der Milch bepinseln. Den Kuchen ungefähr eine Stunde bei 180 °C (Umluftherd: 160 °C) backen und auskühlen lassen.

Eine Portion enthält:
196 Kilokalorien / 811 Kilojoule; 4 g Eiweiß; 9 g Fett; 25 g Kohlenhydrate; 3 g Ballaststoffe; 2 BE

Tip

Die Blutzuckersteigerung wird verlangsamt, wenn Sie eine Hälfte des Mehles in Form von Vollkornmehl verwenden. Zusätzlich benötigen Sie dann für den Teig 2 EL Wasser.

Seite 104 Mandeltorte mit Äpfeln (Rezept Seite 113)
Mandarinen-Nußtorte (Rezept Seite 112)

Nußkuchen

15 Stücke

1 Butter, Fruchtzucker, abgeriebene Zitronenschale, Bittermandelöl und Zimt schaumig rühren. Nach und nach die Eier zugeben und weiter schaumig rühren. Das Mehl mit dem Backpulver, den gemahlenen Mandeln und Haselnüssen mischen und mit der Milch unter die Eiermasse rühren.

2 Eine Kastenform (Länge: 25 cm) mit geschmolzener Margarine ausfetten und den Teig einfüllen.

3 Den Kuchen ungefähr 45 Minuten bei 180 °C (Umluftherd: 160 °C) backen, auskühlen lassen und in 15 Stücke portionieren.

Eine Portion enthält:
203 Kilokalorien / 850 Kilojoule; 4 g Eiweiß;
11 g Fett; 22 g Kohlenhydrate; davon 7 g Fruchtzucker;
1 g Ballaststoffe; 2 BE

Tip

Der Blutzuckeranstieg wird verlangsamt, wenn Sie eine Hälfte des Mehles in Form von Vollkornmehl verwenden. Zusätzlich benötigen Sie dann für den Teig 2 EL Wasser. Der Kohlenhydratanteil läßt sich vermindern, indem Sie statt 100 g Fruchzucker nur 75 g Fruchtzucker verwenden und mit Süßstoff aufsüßen.

Zutaten
140 g Butter oder Sonnenblumenmargarine
100 g Fruchtzucker
abgeriebene Schale einer ungespritzten Zitrone
Bittermandelöl
Zimt
3 Eier
300 g Weizenmehl (Type 405)
1 EL Backpulver
20 g gemahlene Mandeln
20 g gemahlene Haselnüsse
125 ml Milch (1,5 % Fett)
etwas Sonnenblumenmargarine zum Ausfetten der Form

Käsekuchen mit Kirschschicht

Für den Teig

200g Weizenmehl
100 ml Milch (1,5 % Fett)
4 g Trockenhefe
40 g Margarine
Süßstoff nach Geschmack
Zitronenschale

Für die Kirschschicht

250 g Sauerkirschen
150 ml Wasser
Süßstoff nach Geschmack
Zitronenschale, Zimt
1 Pr. Johannisbrotkernmehl

Für die Quarkmasse

375 ml Milch (1,5 % Fett)
40 g Margarine
Süßstoff nach Geschmack
75 g Hartweizengrieß
375 g Magerquark
Vanilleschote oder -aroma
Zitronenschale
Saft einer Zitrone
2 Eier, 15 g Paniermehl
Sonnenblumenmargarine

1 Mehl, Milch, Trockenhefe und Süßstoff nach Geschmack, abgeriebene Zitronenschale und Margarine zu einem geschmeidigen Teig verarbeiten. Abgedeckt an einem warmen Ort 30 Minuten gehen lassen und nochmals durchkneten.

2 Für die Kirschschicht die Sauerkirschen mit Wasser, Süßstoff und Zimt aufkochen. Die Masse mit Johannisbrotkernmehl abbinden und abkühlen lassen.

3 Für die Quarkmasse die Milch mit Margarine aufkochen, den Grieß einstreuen, ausquellen und abkühlen lassen.

4 Den Magerquark, Vanille, die abgeriebene Zitronenschale und den -saft mit 2 Eigelb schaumig rühren und unter den Grießbrei heben. Das Eiweiß steif schlagen und ebenso unter die Masse heben und abschmecken.

5 Eine Springform (Durchmesser: 26 cm) mit geschmolzener Margarine ausfetten. Den ausgerollten Teig in die Springform legen und einen 3 cm hohen Rand ziehen. Den Teigboden mit Paniermehl bestreuen, die abgekühlte Kirschmasse daraufgeben und obenauf die Quark-Grieß-Masse gleichmäßig verteilen. Den Kuchen ungefähr 70 Minuten bei 180 °C (Umluftherd: 160 °C) backen und auskühlen lassen.

Eine Portion enthält:
204 Kilokalorien / 855 Kilojoule; 10 g Eiweiß; 9 g Fett; 23 g Kohlenhydrate; 1 g Ballaststoffe; 2 BE

Mandelschnecken

ca. 25 Stück

1 Das Mehl in eine Schüssel sieben, in die Mitte eine Vertiefung drücken. Die Hefe hineinbröckeln, mit etwas Milch und 1 TL Fruchtzucker verrühren. Den Vorteig abdecken und 20 Minuten gehen lassen. Das Volumen des Teiges sollte sich verdoppeln.

2 Alle restlichen Zutaten dazugeben und den Teig nochmals gut durcharbeiten. Anschließend den Teig nochmals ruhen lassen.

3 Den Teig ½ Zentimeter dick ausrollen. Mit der Konfitüre bestreichen und mit Mandeln bestreuen. Den Teig von der längeren Seite her aufrollen, ein Zentimeter dicke Scheiben abschneiden und auf ein gefettetes Backblech legen.

4 Die Mandelschnecken im vorgeheizten Backofen in 15-20 Minuten bei 200 °C backen.

Eine Portion enthält:
60 Kilokalorien / 253 Kilojoule; 2 g Eiweiß; 2 g Fett; 9 g Kohlenhydrate ; davon Zuckeraustauschstoff Fruktose 1g; 1 BE

Für den Teig

250 g Weizenmehl (oder Weizenvollkorn-Mehl)

½ Würfel frische Hefe

30 g Fruchtzucker

⅛ l lauwarme Milch (1,5 % Fett)

30 g Butter oder Sonnenblumenmargarine

1 Ei

Für die Füllung

2 EL Sauerkirschkonfitüre für Diabetiker

Zum Bestreuen

2½ EL gehackte Mandeln

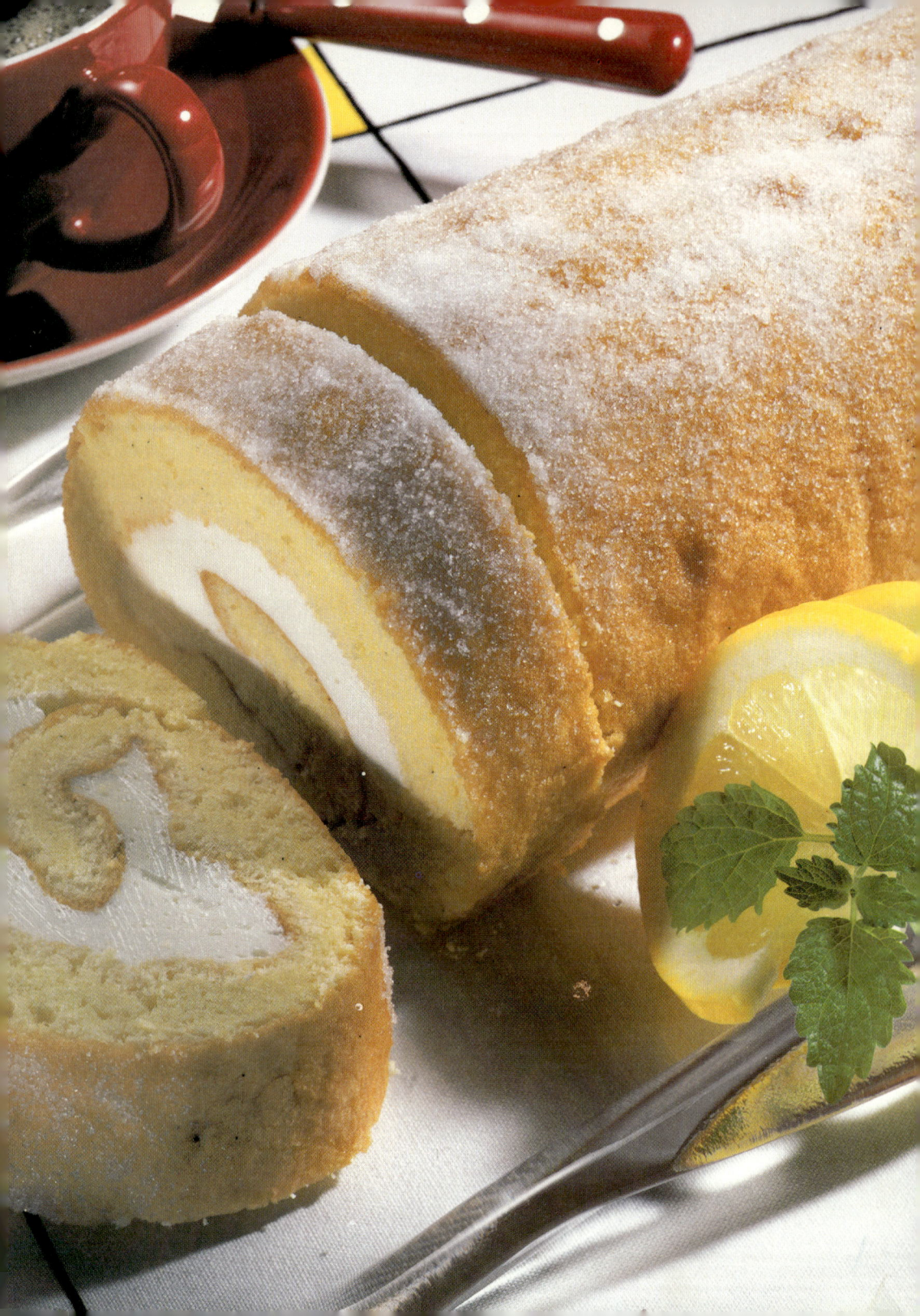

Zitronen-Biskuit-Rolle

1 Die Eier mit Wasser, Fruchtzucker und Vanillemark circa 6 Minuten schaumig rühren. Mehl, Speisestärke und Backpulver miteinader vermischen und über die Eiermasse sieben. Vorsichtig unterheben.

2 Ein Backblech mit Backpapier auslegen, den Biskuitteig daraufgeben und glattstreichen. Bei 190 °C circa 20 Minuten backen.

3 Den Teig sofort nach dem Backen auf ein Küchentuch stürzen und das Backpapier vorsichtig abziehen. Biskuit aufrollen und abkühlen lassen.

4 Für die Zitronencreme Quark, Joghurt, Fruchtzucker und Zitronensaft verrühren. Gelatine einweichen, auflösen und unter die Creme ziehen, kühlstellen. Biskuit vorsichtig aufrollen, mit der Zitronencreme bestreichen und wieder zusammenrollen.

5 Die Biskuitrolle in 12 gleich große Scheiben schneiden.

Eine Portion enthält:
177 Kilokalorien / 736 Kilojoule; 9 g Eiweiß; 4 g Eiweiß; 26 g Kohlenhydrate; davon 11 g Fruchtzucker; 1 g Ballaststoffe; 2 BE

12 Stücke

Für den Teig

6 Eier

3 EL warmes Wasser

90 g Fruchtzucker

Mark von ½ Vanilleschote

150 g Mehl

30 g Speisestärke

½ TL Backpulver

Für die Füllung

250 g Magerquark

150 g Naturjoghurt (1,5 % Fett)

40 g Fruchtzucker

⅛ l Zitronensaft

4 Blatt Gelatine

Zitronen-Biskuit-Rolle

12 Stücke

Mandarinen-Nußtorte

Für den Teig

2 Eigelb
2 EL warmes Wasser
7 ml flüssiger Süßstoff
2 Eiweiß
20 g Mehl (Type 405)
20 g Speisestärke
½ Backpulver
50 g gemahlene Haselnüsse

Für die Füllung

300 ml fettarme Milch (1,5% Fett)
1 Päckchen Vanillepuddingpulver
7 ml flüssiger Süßstoff
30 g steifgeschlagene Schlagsahne

Zum Bestreuen

10 g gemahlene Haselnüsse

Für den Belag

200 g abgetropfte Dunstmandarinen

1 Für den Teig Eigelb, Wasser und flüssigen Süßstoff mit dem elektrischen Handrührgerät schaumig rühren. Eiweiß steif schlagen, auf die Eigelbmasse geben. Mehl, Speisestärke und Backpulver mischen und darübersieben. Alles vorsichtig vermengen.

2 Gemahlene Haselnüsse in der Pfanne ohne Fett anrösten und locker unter den Teig heben. Den Teig in eine mit Backpapier ausgelegte Springform (Durchmesser: 22 cm) füllen und im vorgeheizten Backofen bei 200 °C in etwa 20 Minuten backen. Den Tortenboden auf ein Kuchengitter stürzen und erkalten lassen.

3 Für die Füllung von der Milch 6 EL abnehmen und damit das Puddingpulver anrühren. Mit dem Süßstoff süßen, und die übrige Milch zum Kochen bringen. Das angerührte Puddingpulver in die kochende Milch geben, unter ständigem Rühren kurz aufkochen lassen. Den Pudding im kalten Wasserbad unter Rühren abkühlen lassen. Die geschlagene Sahne unterheben.

4 Den Tortenboden einmal waagerecht durchschneiden. ⅔ der Masse auf den unteren Boden streichen, den oberen darauflegen, gut andrücken. Den Rand mit der restlichen Creme bestreichen und mit den gemahlenen, gerösteten Haselnüssen bestreuen. Die Tortenoberfläche mit den gut abgetropften Mandarinenfilets belegen. Den Kuchen in 12 gleichgroße Stücke teilen.

Eine Portion enthält:
100 Kilokalorien / 415 Kilojoule; 3 g Eiweiß; 5 g Fett; 10 g Kohlenhydrate; 1 g Ballaststoffe; 1 BE

Mandeltorte mit Äpfeln

1 Für den Teig das Mehl mit dem Backpulver in eine Schüssel sieben. Mandeln, Margarine, Eigelb und Fruchtzucker dazugeben. Mit den Knethacken des elektrischen Handrührgerätes zu einem glatten Teig verkneten. Den Teig etwa 30 Minuten abgedeckt im Kühlschrank ruhen lassen.

2 In der Zwischenzeit die Äpfel waschen, schälen, vierteln, Kerngehäuse entfernen. Die Äpfel in dünne Spalten schneiden und mit Zitronensaft beträufeln.

3 Den Boden einer Springform (Durchmesser: 22 cm) einfetten und mit dem Teig auslegen, dabei einen 3 cm hohen Rand formen. Den Teigboden mehrmals mit einer Gabel einstechen, mit den Mandeln bestreuen und mit den vorbereiteten Äpfeln und Stachelbeeren belegen.

4 Eigelb mit Wasser und Fruchtzucker schaumig rühren. Eiweiß zu steifem Schnee schlagen und auf die Eigelbmasse geben. Mehl, Backpulver und gemahlene Mandeln dazugeben und alles vorsichtig vermengen. Die Masse über das Obst geben und verteilen.

5 Den Kuchen mit Mandelblättchen bestreuen und im vorgeheizten Backofen bei 175-200 °C circa 40 Minuten backen.

Eine Portion enthält:
157 Kilokalorien / 654 Kilojoule; 3 g Eiweiß; 8 g Fett; 18 g Kohlenhydrate; davon 6 g Zuckeraustauschstoff Fruktose; 2 g Ballaststoffe; 1,5 BE

Für den Teig

100 g Mehl (Type 405)
1 Msp. Backpulver
25 g gemahlene Mandeln
50 g Sonnenblumen-margarine
1 Eigelb
30 g Fruchtzucker

Für den Belag

375 g säuerliche Äpfel (z. B. Boskop)
Saft einer ½ Zitrone
100 g Stachelbeeren
1 Eigelb
1 EL heißes Wasser
30 g Fruchtzucker
2 Eiweiß
10 g Mehl
1 Msp. Backpulver
50 g gemahlene Mandeln

Zum Bestreuen

10 g Mandelblättchen

10 Stücke

Französische Quarktorte

Für den Teig

4 Eier

3 TL flüssiger Süßstoff

4 EL lauwarmes Wasser

½ TL Backaroma Vanille

75 g Mehl (Typ 405)

75 g Speisestärke

4 gestr. TL Backpulver

50 g flüssige Butter

Für die Füllung

100 g Himbeeren, Wasser

3 Blatt weiße Gelatine

1 TL flüssiger Süßstoff

1 TL Zitronensaft

250 g Speisequark (20 %)

¼ l süße Sahne

1 Päckchen Sahnesteif

1½ TL flüssiger Süßstoff

1 TL Vanillearoma

Zum Verzieren

⅛ l süße Sahne

½ Päckchen Sahnesteif

200 g Pfirsiche aus der Dose (ohne Zucker)

25 g gehackte Pistazien

1 Eier mit flüssigem Süßstoff, Wasser und Backaroma Vanille schaumig rühren. Mehl, Speisestärke und Backpulver vermischen und in die Eiermasse sieben. Die flüssige Butter hinzufügen, und alles mit einem Schneebesen unterziehen.

2 Den Teig sofort in die zuvor mit Backpapier ausgelegte Springform (Durchmesser: 24 cm) füllen und glattstreichen. Bei 180 °C im Backofen etwa 20-25 Minuten backen. Aus der Form stürzen und erkalten lassen. Währenddessen die Himbeeren mit etwas Flüssigkeit zum Kochen bringen, die eingeweichte ausgedrückte Gelatine unterrühren. Mit flüssigem Süßstoff und Zitronensaft abschmecken, erkalten lassen.

3 Den Tortenboden einmal durchschneiden. Den untersten Tortenboden mit der Himbeermasse bestreichen. Sahne mit Sahnesteif verschlagen. Vorsichtig unter den Quark mischen und mit flüssigem Süßstoff und Vanillearoma abschmecken. Einen Teil der Quarkcreme auf die Himbeermasse streichen und den zweiten Biskuitboden daraufsetzen. Nun rundherum mit der Quark-Sahne-Masse bestreichen.

4 ⅛ l süße Sahne mit Sahnesteif verschlagen. In einen Spritzbeutel mit Sterntülle füllen, und den Kuchen damit rundherum verzieren. Die gut abgetropften Pfirsiche in der Mitte der Torte anrichten. Zum Schluß mit den gehackten Pistazien den Rand verzieren.

Eine Portion enthält:

308 Kilokalorien / 1291 Kilojoule; 9 g Eiweiß; 22 g Fett; 19 g Kohlenhydrate; 1 g Ballaststoffe; 1,5 BE

Gefüllter Bratapfel

4 Personen

1 Äpfel waschen und halbieren, mit Zitronensaft beträufeln. Eine Auflaufform mit 10 g Butterschmalz auspinseln. Das restliche Butterschmalz schmelzen, die Mandelblättchen darin anbraten, Zimt, Lebkuchen- gewürz und Rosinen hinzufügen. Die Masse auf die Apfelhälften verteilen und in die Auflaufform geben. Bei 220 °C circa 20 Minuten backen.

2 Für die Vanillesoße Milch mit dem Vanillemark und der ausgekratzten Vanilleschote aufkochen. Speisestärke mit etwas kaltem Wasser und flüssigem Süßstoff anrühren und in die kochende Milch geben. Kurz auf- kochen lassen und abkühlen. Über die Bratäpfel geben.

Eine Portion enthält:
315 Kilokalorien / 1309 Kilojoule; 5 g Eiweiß; 19 g Fett; 30 g Kohlenhydrate; 6 Ballaststoffe; 2,5 BE

4 säuerliche Äpfel (600 g)

1 Zitrone

Für die Füllung

40 g Butterschmalz

½ TL Zimt

½ TL Lebkuchengewürz

50 g Rosinen

50 g Mandelblätter

Für die Vanillesoße

200 ml Milch (1,5 % Fett)

½ Vanillestange

10 g Speisestärke

flüssiger Süßstoff

Schokotörtchen

10 Törtchen

1 Butter und Fruchtzucker schaumig rühren. Nach und nach Eier, Rum-Aroma und das mit Backpulver gemischte und gesiebte Mehl unterrühren. Die Schokolade grob hacken und unter die Masse rühren. Papierbackförmchen zu ¾ damit füllen. Bei 175 °C circa 25-30 Minuten backen.

Eine Portion enthält:
167 Kilokalorien / 700 Kilojoule; 3 g Eiweiß; 10 g Fett; 16 g Kohlenhydrate; davon Zuckeraustauschstoff Fruktose 7 g; 1 g Ballaststoffe; 1 BE

50 g Fruchtzucker

2 Eier

3 Tropfen Rum-Aroma

100 g Margarine

125 g Weizenmehl

½ gestr. TL Backpulver

2 EL Zartbitter- Schokolade für Diabetiker

10 Papierbackförmchen (H: 25 mm, Boden 50 mm)

4 Stück

400 g feines
Weizenvollkornmehl

20 g Hefe (frisch)

200 ml lauwarmes
Wasser

½ TL fluoridiertes
Jodsalz

2 TL Sonnenblumen-
margarine

Vollkornbaguette

1 Das Vollkornmehl in eine Schüssel sieben, in die Mitte eine Mulde drücken. Die frische Hefe hineinbröckeln und mit dem lauwarmen Wasser übergießen. Den Hefeansatz mit etwas Mehl vom Muldenrand bestreuen. Die Schüssel mit dem Vorteig mit einem Küchentuch abdecken, und den Vorteig an einem warmen Ort etwa 30 Minuten gehen lassen. Danach das Mehl und das Salz unter den Teigansatz arbeiten, etwa 5 Minuten kneten. Zum Schluß die geschmolzene Margarine unterarbeiten.

2 Aus dem Hefeteig vier gleich große Baguettes formen. Die Baguettes auf ein mit Backpapier ausgelegtes Backblech setzen, abdecken und an einem warmen Ort noch einmal bis zur doppelten Größe aufgehen lassen. Die Baguettes nicht zu dicht nebeneinander setzen, damit sie beim Backen nicht zusammenkleben.

3 Den Backofen auf 220 °C vorheizen. Die Oberfläche der Baguettes einige Male mit einem scharfen Messer schräg einritzen und auf der mittleren Schiene des Backofens etwa 30 Minuten backen.

1 Baguette enthält:
324 Kilokalorien / 1358 Kilojoule; 13 g Eiweiß; 4 g Fett; 61 g Kohlenhydrate; 26 g Ballaststoffe; 5 BE

Tip

Stellen Sie ein feuerfestes, mit heißem Wasser gefülltes Gefäß auf den Boden des Backofens – so geht das Gebäck noch besser auf. Variieren Sie das Rezept mit Sesam, Mohn oder Leinsamen, die Sie in den Teig einarbeiten und vor dem Backen auf die rohen Baguettes streuen und festdrücken.

Süßes Camembert-Dessert

1 Die Birnen waschen, halbieren und vom Kerngehäuse befreien. Die Birnenhälften mit den verlesenen bzw. aufgetauten Johannisbeeren füllen.

2 Je ½ halben Camembert in schmale Scheiben schneiden und auf einem Teller anrichten. Zu dem Camembert jeweils eine Birnenhälfte anrichten, evtl. mit einigen frischen Johannisbeeren garnieren.

Eine Portion enthält:
172 Kilokalorien / 719 Kilojoule; 15 g Eiweiß; 9 g Fett;
11 g Kohlenhydrate; 2 g Ballaststoffe; 1 BE

2 Birnen

100 g Johannisbeeeren (frisch oder tiefgefroren)

2 Päckchen Camembert (à 125 g, 30 % F. i. Tr.)

Milch-Gletscher

1 Die Banane schälen und im Mixglas zusammen mit Zitronensaft und Orangensaft pürieren. Die Milch langsam dazugeben und nochmals kräftig durchmixen. Den Milch-Gletscher mit Zimt abschmecken und in Gläser mit Eiswürfeln füllen.

Eine Portion enthält:
147 Kilokalorien / 640 Kilojoule; 6 g Eiweiß; 2 g Fett;
25 g Kohlenhydrate; 4 g Ballaststoffe; 2 BE

Tip
Kleine Mengen alkoholischer Getränke sollten Diabetiker nur nach Befragen des Arztes trinken. Eine Alternative sind unsere alkoholfreien Drinks and Shakes, die gleichzeitig Power, Vitamine und Mineralstoffe liefern.

120 g Banane

1 EL Zitronensaft

150 ml Orangensaft (frisch gepreßt)

250 ml Milch (1,5 % Fett)

Zimt

Eiswürfel

4 Personen

Stachelbeergrütze

2 Äpfel (300 g)

⅛ l trockener Weißwein

½ Zimtstange

Saft und Schale einer
ungespritzten Zitrone

1½ TL flüssiger Süßstoff

1 Glas Dunst-
Stachelbeeren
(340 g, ungezuckert)

40 g Weizenstärke

1 Die Äpfel waschen, schälen, halbieren, Kerngehäuse entfernen und Äpfel in dünne Scheiben schneiden.

2 Die Apfelscheiben in Weißwein mit der Zimtstange, dem Zitronensaft und der -schale weichdünsten. Mit flüssigem Süßstoff süßen. Zimtstange und Zitronenschale entfernen.

3 Die Stachelbeeren mit Saft hinzufügen, erhitzen, und alles mit der angerührten Speisestärke binden.

4 Die Grütze in vier kleine Glasschälchen füllen und im Kühlschrank erkalten lassen.

1 Portion enthält:
141 Kilokalorien / 589 Kilojoule; 1 g Eiweiß; 1 g Fett; 28 g Kohlenhydrate; 4 g Ballaststoffe; 2 BE

Tip
Zu der Stachelbeergrütze paßt Vanillemilch oder Vanillesoße (Rezept Seite 115).

Stachelbeergrütze

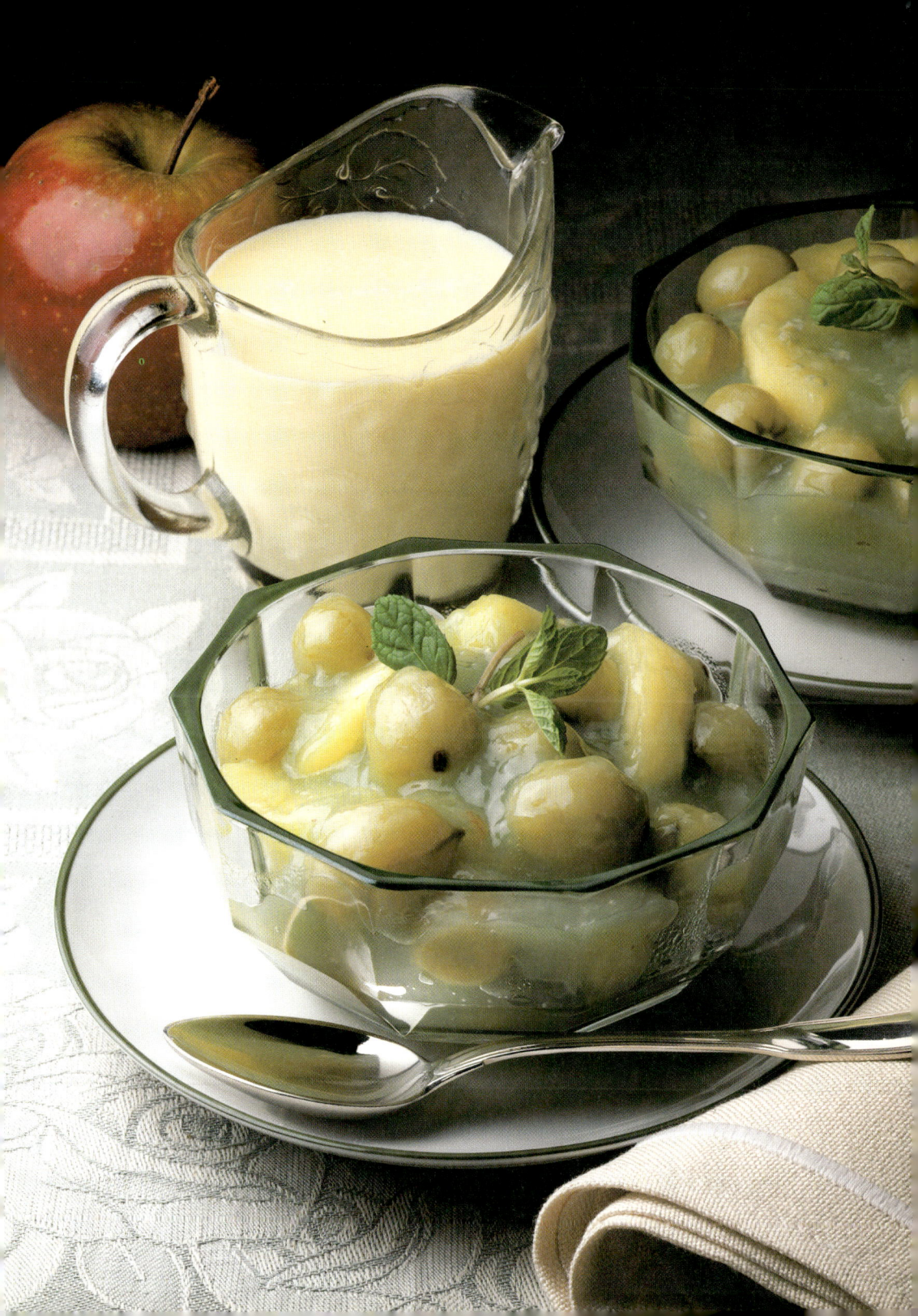

1 Person

½ Apfel (75 g)

1 TL Zitronensaft

150 g Buttermilch

Süßstoff

1 Prise Zimt

Apfelbuttermilch

1 Den Apfel waschen, schälen, entkernen und kleinschneiden. Apfelstücke mit Zitronensaft und der Hälfte der Buttermilch kräftig durchmixen. Danach die restliche Buttermilch untermixen.

2 Den Drink mit Süßstoff abschmecken und in ein Glas füllen und mit Zimt bestreut servieren.

Eine Portion enthält:
90 Kilokalorien / 370 Kilojoule; 6 g Eiweiß; 1 g Fett; 14 g Kohlenhydrate; 2 g Ballaststoffe; 1 BE

2 Personen

100 g Johannisbeeren
(frisch oder tiefgefroren)

2 EL Zitronensaft

300 g Kefir (1,5 % Fett)

Süßstoff

Johannisbeer-Shake

1 Die frischen Johannisbeeren von den Stielen entfernen und waschen, gefrorene Johannisbeeren auftauen lassen. Die Beeren zusammen mit dem Zitronensaft und einem Schuß Kefir kräftig durchmixen.

2 Den restlichen Kefir unterpürieren, und den Drink mit dem Süßstoff abschmecken. Den Johannisbeer-Shake in Gläser füllen und servieren, evtl. mit einem kleinen Zweig Johannisbeeren garnieren.

Eine Portion enthält:
104 Kilokalorien / 431 Kilojoule; 6 g Eiweiß; 3 g Fett; 14 g Kohlenhydrate; 5 g Ballaststoffe; 1 BE

Apfelbuttermilch

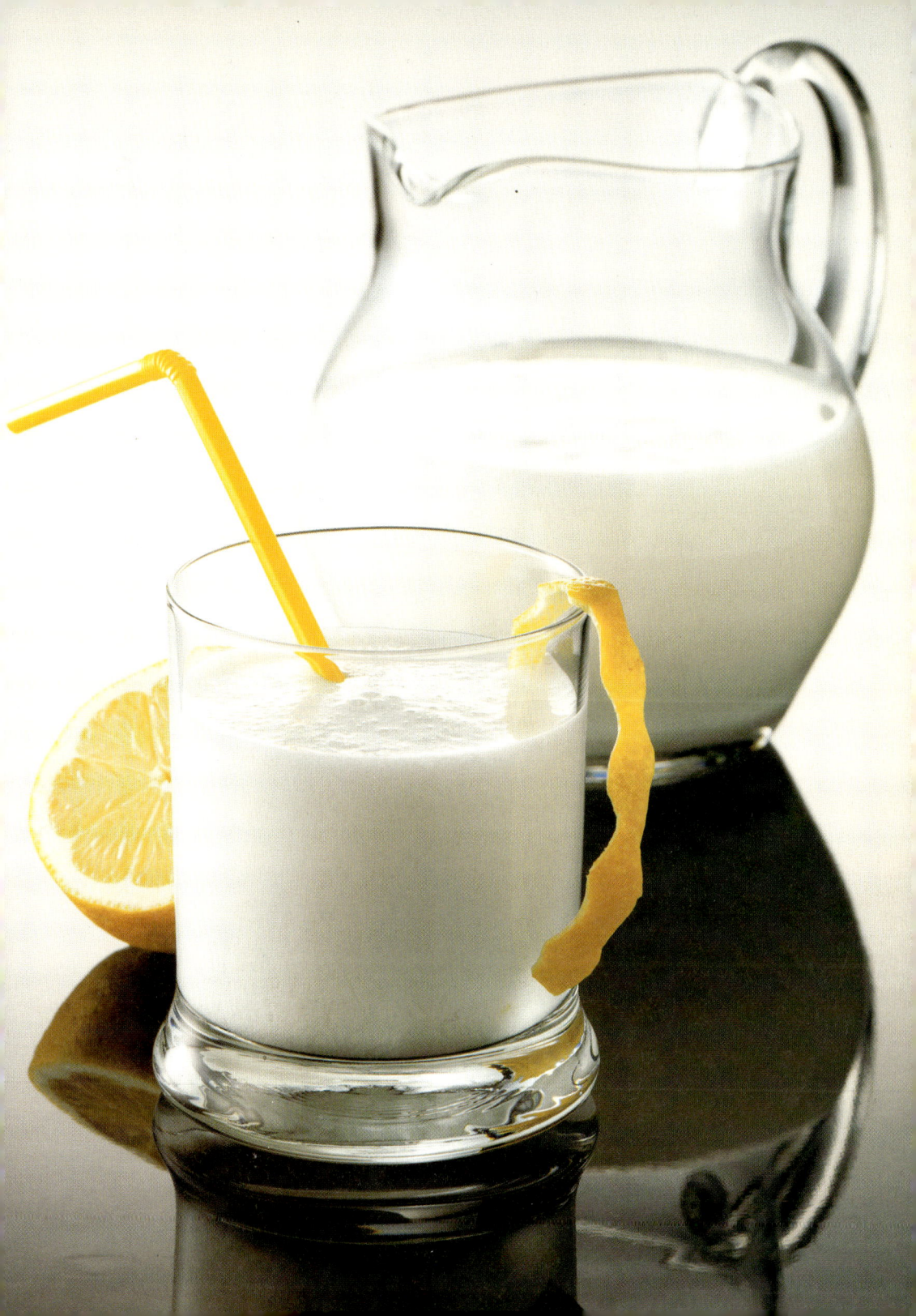

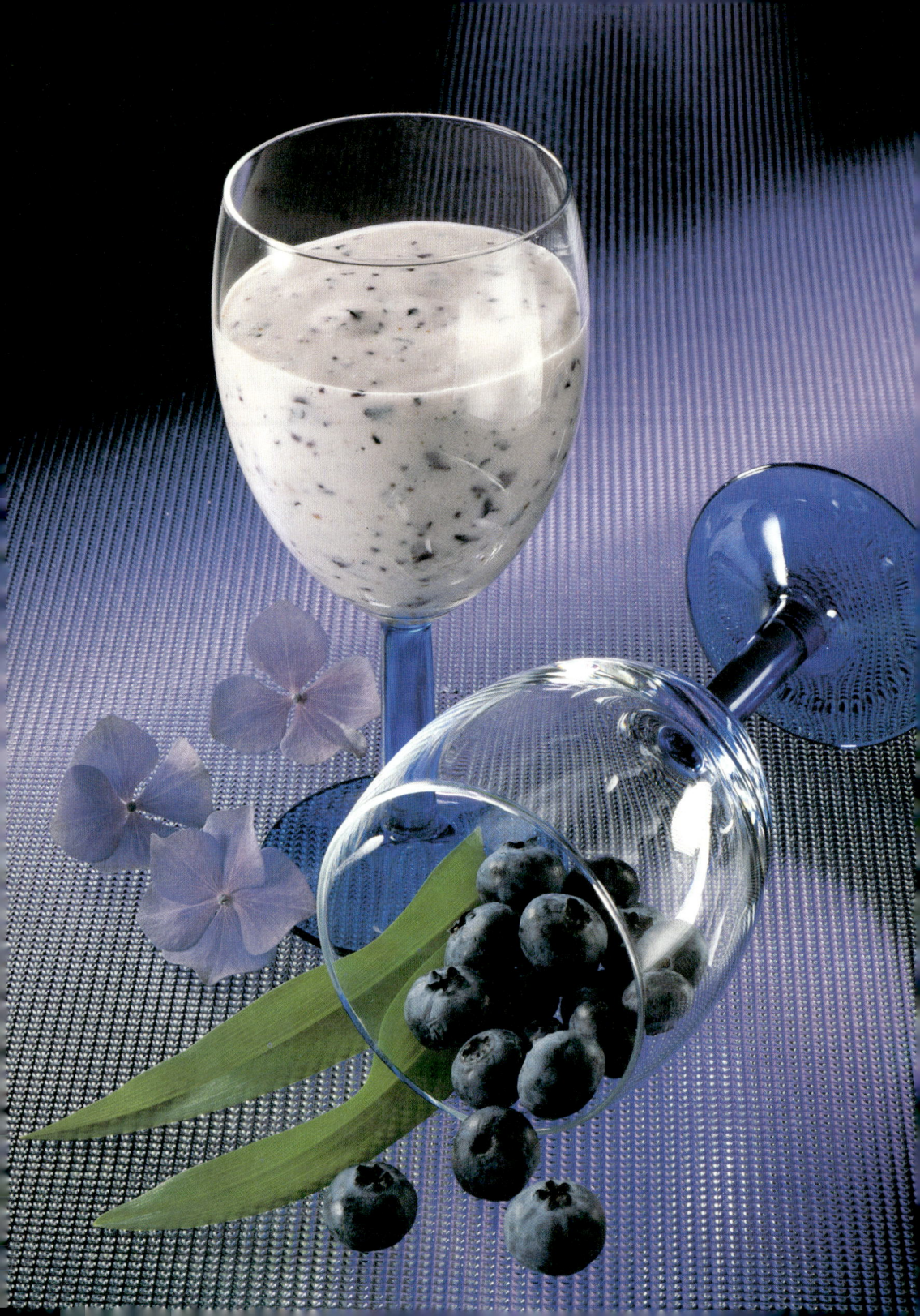

Heidelbeermilch

1 Die Heidelbeeren putzen und waschen, mit Milch, dem Süßstoff, Vanillearoma und dem Zitronensaft im Mixer gut verquirlen. Die Heidelbeermilch gut gekühlt in einem Kelchglas servieren.

Eine Portion enthält:
136 Kilokalorien / 565 Kilojoule; 6 g Eiweiß; 3 g Fett; 13 g Kohlenhydrate; 4 g Ballaststoffe; 1 BE

75 g Heidelbeeren
150 ml fettarme Milch (1,5 % Fett)
Süßstoff
Vanillearoma
Zitronensaft

Südseepunsch

1 Die Ananasstücke mit etwas Orangensaft im Mixer zerkleinern. Die restlichen Säfte dazugeben und nochmals alles durchmixen.

2 Das zerkleinerte Eis auf 4 Gläser verteilen und mit dem Südseepunsch auffüllen.

Eine Portion enthält:
74 Kilokalorien / 301 Kilojoule; 1 g Eiweiß; 0 g Fett; 20 g Kohlenhydrate; 1 g Ballaststoffe; 2 BE

Tip
Die Blutzuckersteigerung durch Fruchtsäfte ist rasant. Im Rahmen einer ballaststoffreichen Mahlzeit ist ihr Genuß aber trotzdem erlaubt.

1 Banane
¼ l Orangensaft (frisch gepreßt)
¼ l Ananassaft
¼ l Multivitaminsaft
½ Tasse frische Ananasstücke
zerstoßenes Eis

Heidelbeermilch

Anhang

In unserem Anhang finden Sie die Anschriften verschiedener Institu-
tionen und Verbände, an die Sie und Ihre Angehörigen sich wenden
können, wenn Sie Fragen zu Ihrer Krankheit haben. Hier könnnen Sie
auch Informationsmaterial anfordern. Zudem liefern wir Ihnen weitere
nützliche Adressen, bei denen Sie Diabetiker-Bedarf erhalten, und
geben Ihnen Buchtips, die sich mit dem Thema Diabetes befassen.

Adressen

Deutscher Diabetiker Bund (DDB) e.V., Danziger Weg 1,
58511 Lüdenscheid, Tel.: (02351) 98 91 53

Die *Landesverbände des Deutschen Diabetiker Bundes* sind über folgende
Telefonnummern zu erreichen:

Baden-Württemberg	(07261) 1 27 62	Niedersachsen	(04721) 4 88 12
Bayern	(089) 22 73 41	Nordrhein-Westfalen	(0203) 66 64 00
Berlin	(030) 33 55 388	Rheinland-Pfalz	(06131) 23 79 19
Brandenburg	(0331) 71 50 79	Saarland	(06881) 74 38
Bremen	(0421) 616 43 23	Sachsen	(0351) 44 51 703
Hamburg	(040) 29 78 94	Sachsen-Anhalt	(03441) 74 14 26
Hessen	(06601) 2 49 57	Schleswig-Holstein	(0431) 18 00 09
Mecklenburg-Vorpommern	(0381) 70 23 65	Thüringen	(0361) 73 14 819

*Deutscher Diabetiker Verband (DDV) e.V. und Bund diabetischer Kinder
und Jugendlicher (BdKJ) e.V.*, Frau Jutta Bürger-Büsing, Hahnbrunner Str. 46,
67659 Kaiserslautern-Erzhütten, Tel.: (0631) 7 64 88, Fax: (0631) 97 22 2

Insuliner-Selbsthilfegruppen (bundesweit), Insuliner Verlag,
Frau Anneliese Kuhn-Prinz, Narzissenweg 17, 57548 Kirchen-Freusberg,
Tel.: (02741) 93 00 40

Gütegemeinschaft Diätverpflegung e.V., Frau Nadine Balzani, Mooren-
straße 80, 40225 Düsseldorf, Tel.: (0211) 33 39 85, Fax: (0211) 31 76 91

Informationen für Diabetiker

Information über Insulinpumpentherapie
(Broschüre: Die neue Insulinpumpe H-Tron Plus), Zeitschrift »Disetronic
Pumpen-Forum«: Disetronic Medical Systems GmbH, Otto-Volger-Str. 7c,
Postfach 1070, 65836 Sulzbach im Taunus, Tel.: (06196) 50 500,
Fax.: (06196) 50 50 50

*Diabetes heute – Erkennung, Behandlung, Folgeschäden - Was man über
die Zuckerkrankheit wissen sollte.* Herausgeber: Deutsche Diabetes Union
e.V. Bestellung gegen 3 DM in Briefmarken beim Deutschen Diabetiker
Bund e.V. oder des Bund diabetischer Kinder und Jugendlicher e.V.

Informationsmaterial für Diabetiker: Bayer Diabetes-Service, Postfach
300313, 51332 Leverkusen, Servicetelefon (kostenlos): (0130) 72 61 88,
Internet: http://www.diabeteshaus.com

Informationsmaterial für Diabetiker: Lipha Patienten-Service,
Medizin-Service, Karl-Straube-Str. 56, 46483 Wesel

Informationsmaterial für Diabetiker: Ortho-Clinical Diagnostics GmbH,
Geschäftsbereich LifeScan, Postfach 1340, 69141 Neckargmünd,
Servicetelefon (kostenlos): (0130) 70 77, Fax.: (0130) 85 77 77,
Internet: http://www.lifescan.com

Ausführliches Informationsmaterial für Diabetiker (*Informationen
für Zuckerkranke, die Tabletten einnehmen*, Bestellnummer:
206255/Dez.96/043): Hoechst Marion Roussel Deutschland AG,
Geschäftseinheit Diabetes, Königsteiner Str. 10, 65812 Bad Soden/Taunus

Vierteljährlich erscheint die kostenlose Zeitschrift *Diabetes Ring*
(Informationen rund um das Thema Diabetes): Lilly Deutschland GmbH,
Bereich Diabetes »Diabetes Ring«, Saalburgstraße 153,
61350 Bad Homburg

Monatlich erscheint die kostenlose Kundenzeitschrift
»*Diabetiker Ratgeber*«, die Sie in Apotheken erhalten.

Monatlich erscheint die Zeitschrift *»Diabetes Journal«*
(Jahresabo: 67,20 DM inkl. Versand). Probehefte sind kostenlos erhältlich.
Verlegerdienst München, Diabetes Journal - Aboservice,
Postfach 1280, 82197 Gilching

Informationsmaterial für Diabetiker: Boehringer Mannheim GmbH,
Servicetelefon: (0180) 26 71 244

Die Anschriften von *Diabetes-Schulungszentren* erhalten Sie über die
Geschäftsstelle der Deutschen Diabetes Gesellschaft (DDG) e.V., c/o Berufs-
genossenschaftliche Kliniken Bergmannsheil, Bürkle-de-la-Camp-Platz 1,
44789 Bochum, Tel.: (0234) 30 26 429, Fax.: (0234) 33 07 34

Empfehlenswerte Bücher für Diabetiker (Die Bücher sind in jeder Buchhandlung oder über die u. g. Direktversender erhältlich)

Mein Buch über den Diabetes mellitus - Ausgabe für Typ I Diabetiker
Jörgens, Grüßer, Berger, Kirchheim-Verlag, 1996

Mit Insulin geht es mir wieder besser -
Ausgabe für Typ II Diabetiker, die Insulin spritzen
Jörgens, Grüßer, Kronsbein, Kirchheim Verlag, 1995

Wie behandle ich meinen Diabetes –
Ausgabe für Typ II Diabetiker, die nicht Insulin spritzen
Jörgens, Grüßer, Kronsbein, Kirchheim Verlag, 1996

Bezugsquellen für Diabetiker-Bedarf

BE-Tabelle: Gegen Einsendung von 5 DM in Briefmarken erhalten Sie
eine BE-Tabelle mit vielen Hinweisen zur diabetesgerechten Ernährung
beim Verein zur Förderung der gesunden Ernährung und Diätetik
(VFED) e.V., Postfach 1928, 52021 Aachen, Internet: http://www.vfed.de

BE-Tabelle mit zuckerhaltigen Nahrungsmitteln und Fast-Food:
Im Buchhandel oder direkt über den Verlag (Insuliner Verlag, Narzissenweg 17, 57548 Kirchen-Freusberg) ist die BE-Tabelle mit zuckerhaltigen

Lebensmitteln, Fertigprodukten, Fast-Food und exotischem Obst zum Preis von 7,40 DM erhältlich. ISBN: 3-925618-04-X

Direktversender für Diabetiker-Artikel: Die Direktversender liefern auf Rezept oder gegen Rechnung Blutzuckermeßgeräte, Stechhilfen, Teststreifen, Waagen, Diabetiker-Literatur u. ä. zu einem deutlich günstigeren Preis als Apotheken oder Sanitätshäuser. Auch wenn die Testmittel von den Krankenkassen erstattet werden, ist es sinnvoll, hier ohne Einbußen von Qualität und Service zu sparen. Dadurch werden die Krankenkassen weniger belastet.

Glöckner Versand, Ostersoderstr. 19, 27412 Breddorf

Hahn und Hahn GmbH, Diabetes Service, Herrn Bernd Hahn, Postfach 8229, 71320 Waiblingen, Tel.: (07151) 98 98 90, Servicetelefon (kostenlos): (0130) 11 96 77, Fax: (07151) 98 98 98

Florian Müller GmbH, *Der freundliche Versand für Diabetiker*, Herrn Florian Müller, Postfach 520349, 22593 Hamburg, Tel.: (040) 89 97 090, Servicetelefon (kostenlos): (0130) 18 23 49, Fax: (040) 89 97 09 99, e-mail: FM_GmbH@compuserve.com, Internet: http: //www.diabetes-versand.de

Winter-Bonn, *Diät-Versand*, Postfach 3124, 53871 Euskirchen, Tel.: (02251) 5 61 65, Fax: (02251) 72 878

Bildnachweis

Alevita: S. 37; Bad Heilbrunner: S. 47; CMA Centrale Marketing-Gesellschaft der deutschen Agrarwirtschaft mbH: S. 27; Dr. Grandel: S. 31; Grünland: S. 80, 91; JahresZeitenVerlag: S. 14, 18, 30; Ketchum PR: S. 34; mt-color MEDIEN TECHNIK: S. 32, 33, 35, 36; natreen: S. 56, 63, 104, 110, 121; PhotoDisc: S. 29; Rotkäppchen Landrahm: S. 96; Saliter: S. 58; Schneekoppe: S. 23, 28, 40, 45, 49, 50, 66, 72, 79, 86; Vogt & Wolf: S. 76; wilkens pr: S. 119; Wirths PR: S. 122; Zottarella: S. 93, 94; 3 Glocken: S. 99.

Register